# アフターワクチンの新型コロナ感染対策

## ワクチン接種後のモヤっとを解決!



浜松市感染症対策調整監
浜松医療センター感染症管理特別顧問
矢野邦夫 著

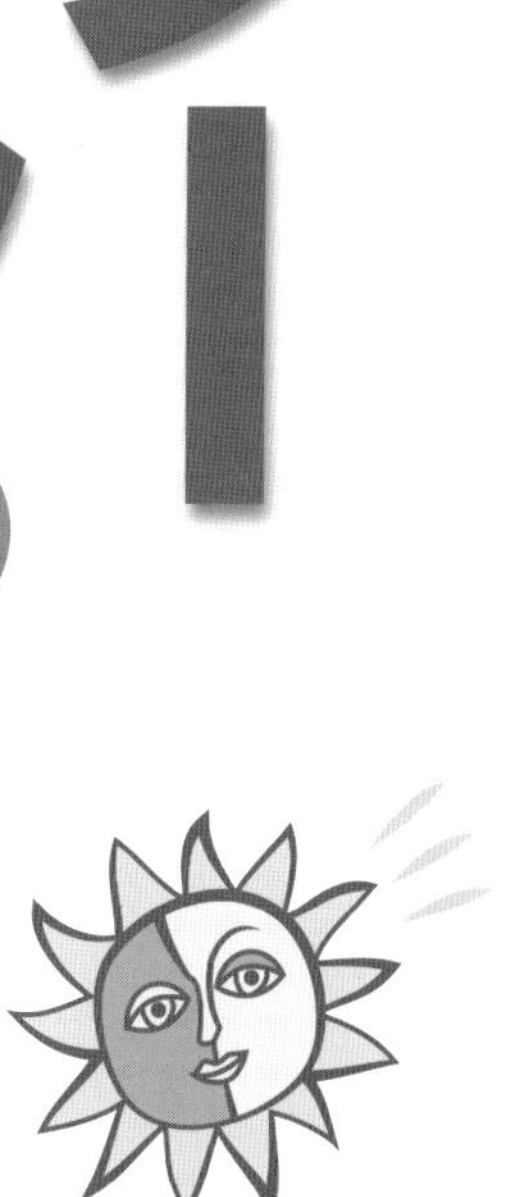

ヴァン メディカル

# はじめに

アフターワクチンの生活はどうすべきでしょうか？　そして、どうなるのでしょうか？　これまでに得られている情報やエビデンスを基にして、アフターワクチンの生活を考えてみました。予測不可能なことを書籍で明記しますので、本書で記載した内容と異なる方向性で世の中が進んで行く可能性があることはご了解ください。

本書を読まれる前に、私が「ワクチン促進派」であり、「ワクチン三回接種賛成派」であり、かつ、「経済重要視派」であることをご理解ください。感染対策のみを重視し、経済を度外視することはありません。経済に大きなダメージが与えられれば、そこに生活している人々が困窮し、別の大きな問題が発生するからです。そのような著者が執筆した書籍ですので、「ワクチンに否定的な方」「三回接種に賛同しない方」「経済よりも医療を重視する方」には不本意な内容となっていると思います。これについても、ご容赦ください。

現在のような「ユニバーサル・マスキング（すべての人々は外出時にマスクを着用すること）」「身体的距離」「3密の回避」を今後も続け、忘年会や新年会もできず、歓送迎会も諦め、旅行にも行かない生活を今後何十年も続けることは困難です。どこかで、「ビフォーコロナ時代」の生活に戻す必要があります。それはいつになるのかということは、多くの人々が知りたいところです。

本書は預言書ではありません。これまでに得られたエビデンスを活用して、未来を予測した書籍です。現在、ワクチンを希望する人々のほとんどが二回目を接種して、二週間以上が経過した状況です。このような状況で感染対策を緩和してしまうと、どうなるのかについて記載してみました。そして、どのようなタイミングで感染対策を緩和すれば、コロナの流行を抑えつつ、重症者を増加させないかという予測についても記載しました。

現在、「ビフォーコロナ時代」の生活に戻れる明るい光が差し込みつつあります。しかし、早まった緩和策を実施することによって、人々にダメージが与えられることは是非とも避けたいと思います。本書が皆様のアフターワクチンでの感染対策の座右の書となることを希望いたします。

最後に、このような企画を提示していただいた（株）ヴァンメディカルの山路唯巴氏に心から感謝の意を表します。

二〇二一年一〇月吉日

浜松市感染症対策調整監
浜松医療センター感染症管理特別顧問
矢野邦夫

# 目次

ワクチンの効果のモヤっと

# ①ワクチン後はコロナに感染しない？

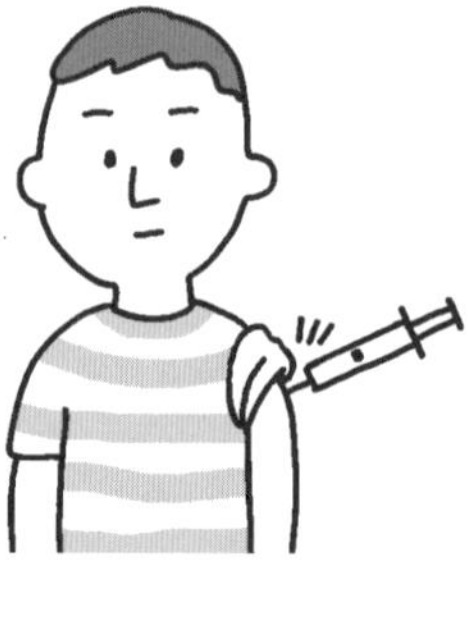

一〇〇％有効なワクチンは存在しません。そのため、ワクチンを接種してもコロナに感染することがあります。実際、ワクチン完全接種者（二回目のメッセンジャーRNAワクチンを接種して、二週間以上が経過した人）であっても、感染することがあり、これをブレイクスルー感染と言います。二週間というのは、ワクチンを接種して免疫が立ち上がるまでに必要な日数です。

ワクチンを接種したにもかかわらず感染してしまった人からみれば、「ワクチンを接種したにもかかわらず感染したので、ワクチンは効果がなかった！」と結論付けたくなるかもしれません。しかし、ワクチンの有効性を考えるとき、感染しないという効果だけを評価することは不適切です。この場合、「感染予防」「発症予防」「重症化予防」の三つを考えることが大切なのです。もちろん、「感染予防」とは感染を防ぐ効果ということです。「発症予防」は症状が出るような状態を防ぐ効果です。そして、「重症化予防」は入院が必要なほどの病状になるのを防ぐ効果です。

デルタ株が出現する前はメッセンジャーRNAワクチンについては「感染予防」「発

症予防」「重症化予防」のいずれも相当良好だったのですが、デルタ株の流行によって「感染予防」と「発症予防」は若干低下しました。しかし、「重症化予防」は維持されています。

ここで、ワクチン完全接種者での有効性の具体的な数字を提示します。デルタ株が流行する前は、感染予防の有効性は九〇％であり[1]、発症予防は九四％でした[2]。そして、六五歳以上では、重症化予防（入院の予防）の有効性は九四％でした[3]。しかし、デルタ株が流行するようになってからは、感染予防や発症予防は少し低下して七三％となりました。ただ、重症化予防は九三〜一〇〇％と高く維持されています[4]。

これまで、私たちはインフルエンザや風邪などを毎年のように経験してきました。インフルエンザでは高熱や関節痛にて苦しむことがありました。風邪でも、咳や鼻汁などの症状が長引いて、仕事や学業に差し支えることがありました。しかし、入院が必要な状況にまで追い込まれなかったので、許容できたのです。

コロナであっても、同様です。「感染すら許さないぞ！」という対応ではなく、「重症化しなければそれでよい！」という考え方であれば、現在の有効性でも十分なのかもしれません。しかし、すべての人々がワクチンを接種している訳ではなく、ワクチン未接種者も数多くいます。[*1]そのような人々を感染や重症化から守る努力も必要と考えます。そのためには、重症化予防だけではなく、ブレイクスルー感染も予防しなくてはなりません。すなわち、現在のように、ほとんどのワクチン接種希望者が二回目を接種して、二週間以上が経過した時期であっても、コロナに感染することがあるので、感染予防を引き続き継続する必要があるのです。

＊1　「ワクチン接種を好まない人」「医学的理由（アナフィラキシーなど）によってワクチンが接種できない人」「厳しい免疫不全状態（臓器移植や血液疾患など）でワクチンの効果が期待できないため、接種できなかった人」「接種年齢（一二歳）に満たない子ども」

ワクチンの効果のモヤっと

# ②ワクチン後は他の人に感染させない？

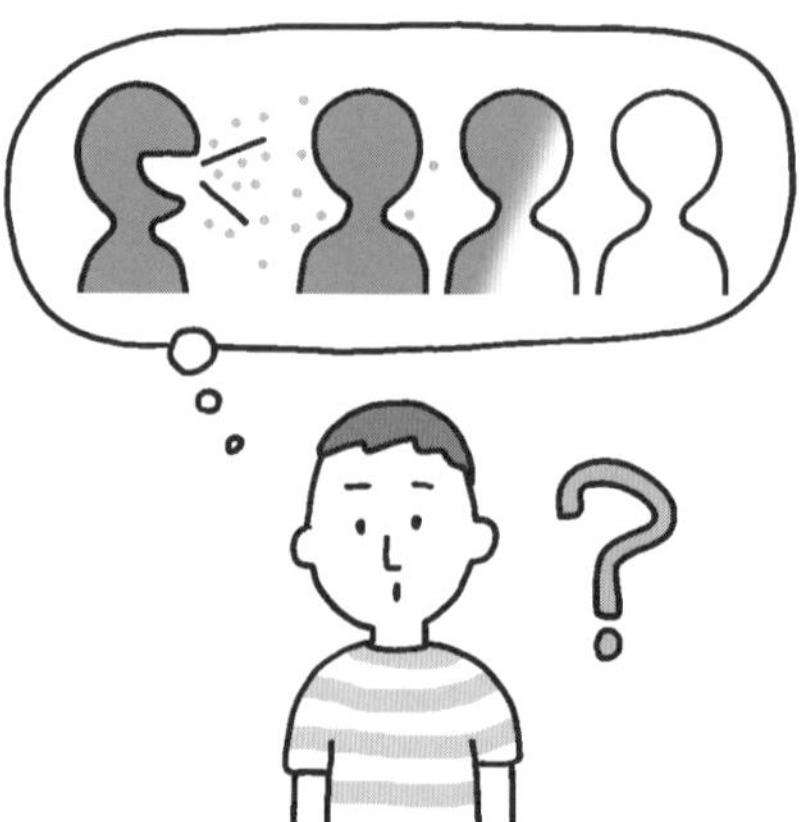

二回目のワクチンを接種して、二週間以上が経過しても、ブレイクスルー感染することがあります。通常、コロナの感染者は発症前日や当日に多量のウイルスを気道から放出しますが、ワクチンによる免疫によって、ブレイクスルー感染した人がウイルスをほとんど放出しないならば、それは「感染予防」「発症予防」「重症化予防」に加えた、「ウイルスの放出抑制」という優れた効果と言えます。

実は、デルタ株が出現する前は、ブレイクスルー感染した人が放出するウイルス量は少なく、[5-8] 周囲の人々にコロナを伝播することはほとんどないと考えられていました。ワクチン未接種者の周囲にいる接種者が感染したとしても、未接種者にコロナが伝播することはほとんどなかったのです。すなわち、ワクチン未接種者は周囲の接種者に守られることによって、外部からのウイルス伝播から免れることができたと言えます。

しかし、デルタ株では、ブレイクスルー感染が頻繁に引き起こされ、[9] 彼らが放出するウイルス量は、ワクチン未接種者と同程度です。[10] これはワクチン完全接種者であっても、感染した場合には未接種者と同程度の感染性があることを示唆しています。そのため、ワクチン未接種者の周囲にいる接種者が感染すれば、未接種者への感染源になりうるということになります。

このようなことを言うと、「ワクチンを接種しても、接種しなくても、感染者の感染性は同じじゃないか？」という意見を持たれるかもしれません。そうではありません。ブレイクスルー感染した人が放出するウイルス量は、ワクチン未接種者での感染よりも早期に減少します。すなわち、ワクチン完全接種者は、ワクチン未接種者よりも感染性期間（感染者が周囲の人々にウイルスを感染させる期間）が短いので[11,12]、やはり、ブレイクスルー感染したとしても、ワクチン接種は感染拡大を抑えることには寄与しているのです。

ワクチンの効果のモヤっと

# ③ ワクチンの三回目の接種は必要？

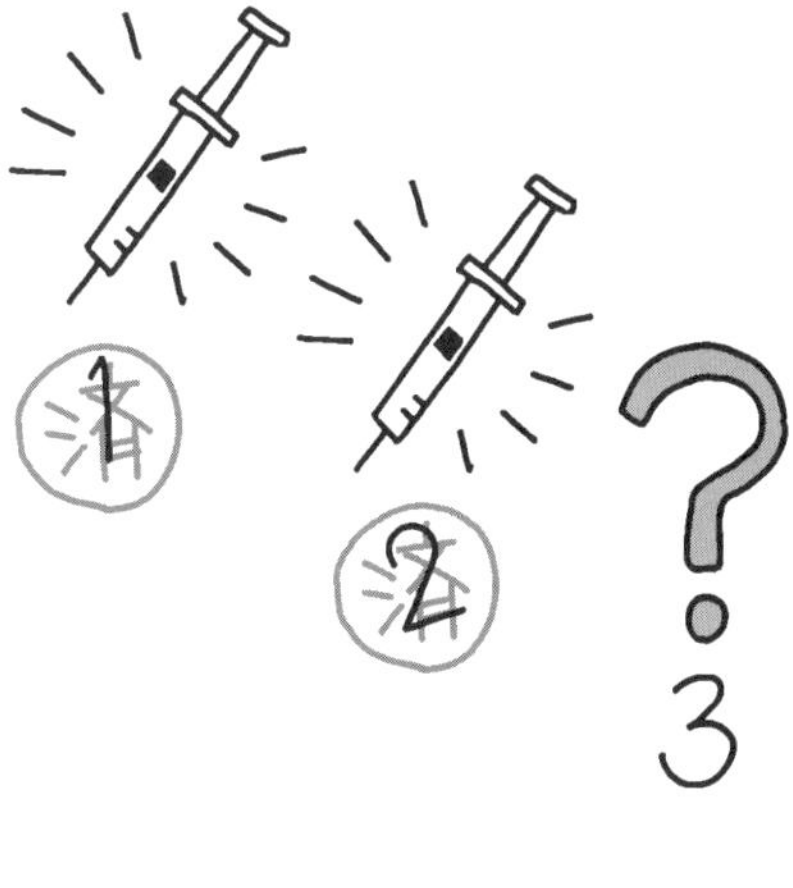

これまで、メッセンジャーRNAワクチン（ファイザー社およびモデルナ社）やウイルスベクターワクチン（アストラゼネカ社）の二回接種が実施されてきました。デルタ株が流行する前であれば、二回接種は「感染予防」「発症予防」「重症化予防」が十分に期待できました。[1-3] しかし、デルタ株の流行によって「重症化予防」は維持されているものの、「感染予防」と「発症予防」については効果が低下しています。[4] 今後、さらに新しい変異株が流行し、効果がさらに低下する可能性も否定できません。

また、接種してからの年月の経過とともに、抗体価は低下し、ワクチンの効果が減弱する可能性があります。特に、高齢者では抗体価が大きく低下することでしょう。そのため、二回接種した人々に対して、三回目の接種によって抗体価を引き上げることが大切です。これをブースター接種と言います。「ブースター」というのは「引き上げる」「押し上げる」という意味であり、ブースター接種はすでにある程度獲得していた抗体価を大きく増加させる効果があります。通常、ブースター接種は二回目から数カ月以上の間隔を空けて接種します（図）。この期間が短いと効果が減弱してしまうので、短い期間で接種するよりも、時間を空けての接種が好まれます。[13]

実際、ブースター接種によって、抗体価が大きく増加することから、感染を予防する効果は一一・三倍、重症化を予防する効果は一九・五倍となりました[14]。また、デルタ株ではブレイクスルー感染した人が放出するウイルス量がワクチン未接種の感染者と同程度ですが、ブースター接種することによって、ウイルス量が激減し、周囲の人々にコロナを伝播させることも大きく減少させるかもしれません。

すなわち、ワクチンを三回接種することは、自分のみならず、周囲の人々を感染から守るためにも大切なことです。こう考えると、将来の感染対策の緩和を見据えたワ

## コロナワクチンの三回目の接種によるブースター効果
【イメージ図】

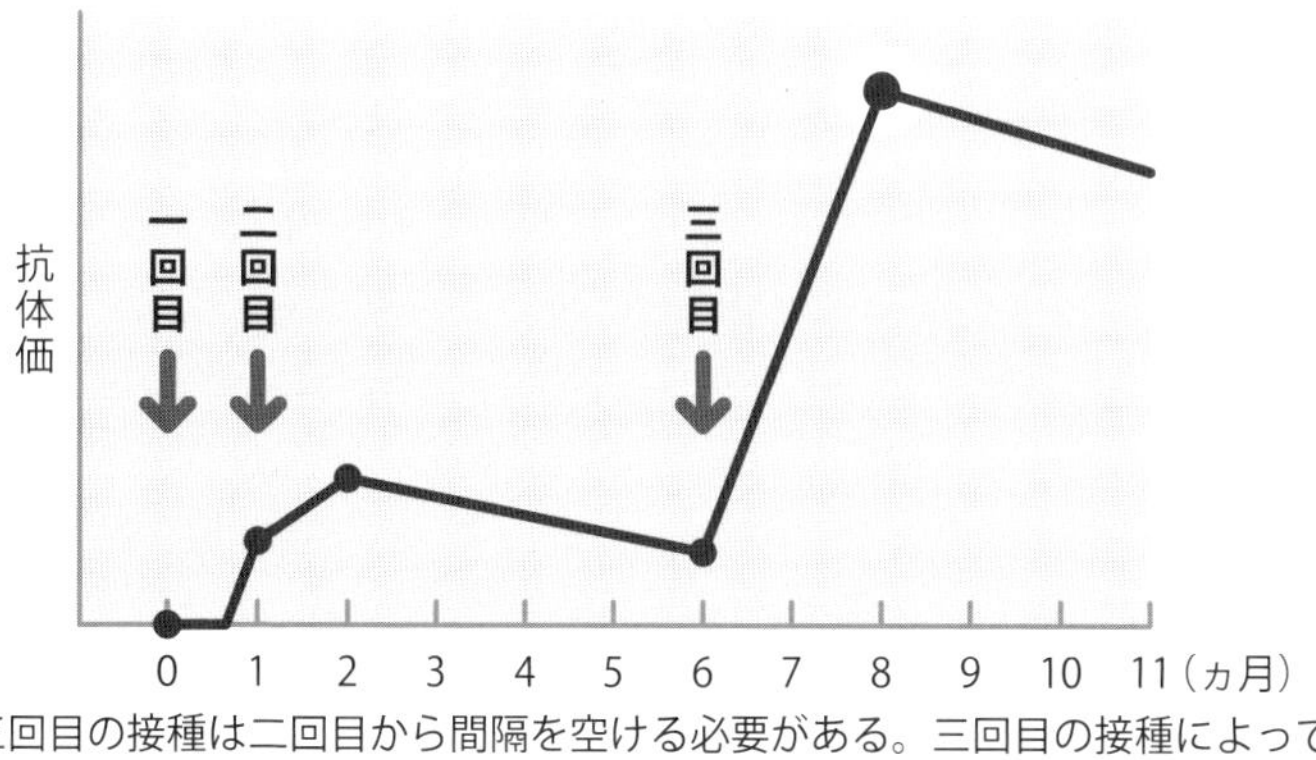


三回目の接種は二回目から間隔を空ける必要がある。三回目の接種によって抗体価は大きく増加する。これをブースター接種と言う。

クチン接種は二段階に設定できます。それは「ほとんどのワクチン接種希望者が二回目を接種して、二週間以上が経過した時期」と「ほとんどのワクチン接種希望者が三回目を接種して、二週間以上が経過した時期」です。前者ではワクチンを接種された人が重症化することを防ぐことができますが、ブレイクスルー感染した人がクラスターの原因になることを防ぐことはできません。一方、後者では重症化を防ぐのみではなく、ブレイクスルー感染を防ぎ、さらに、ブレイクスルー感染したとしても、周囲の人々にコロナを伝播することはほとんどなくなることでしょう。

現在の不自由な生活を「ビフォーコロナ時代」に戻せるかどうかの決め手は、「ほとんどのワクチン接種希望者が三回目を接種して、二週間以上が経過した」という状況を作り出せるか否か、ということになるでしょう。現時点の「ほとんどのワクチン接種希望者が二回目を接種して、二週間以上が経過した」だけでは不十分であり、そのタイミングで「ユニバーサル・マスキング」「身体的距離」「3密の回避」などの感染対策をおろそかにすれば、コロナが大流行し、ワクチン未接種者の中には重症化する人が数多く発生することでしょう。しかし、ほとんどのワクチン接種希望者が三回目を接種して、二週間以上が経過していれば、コロナの流行が抑えられるので、「ビフォーコロナ時代」に近い生活ができるようになると思います。

ワクチン後の感染対策のモヤっと

# ④ ワクチン後は手指消毒がいらない？

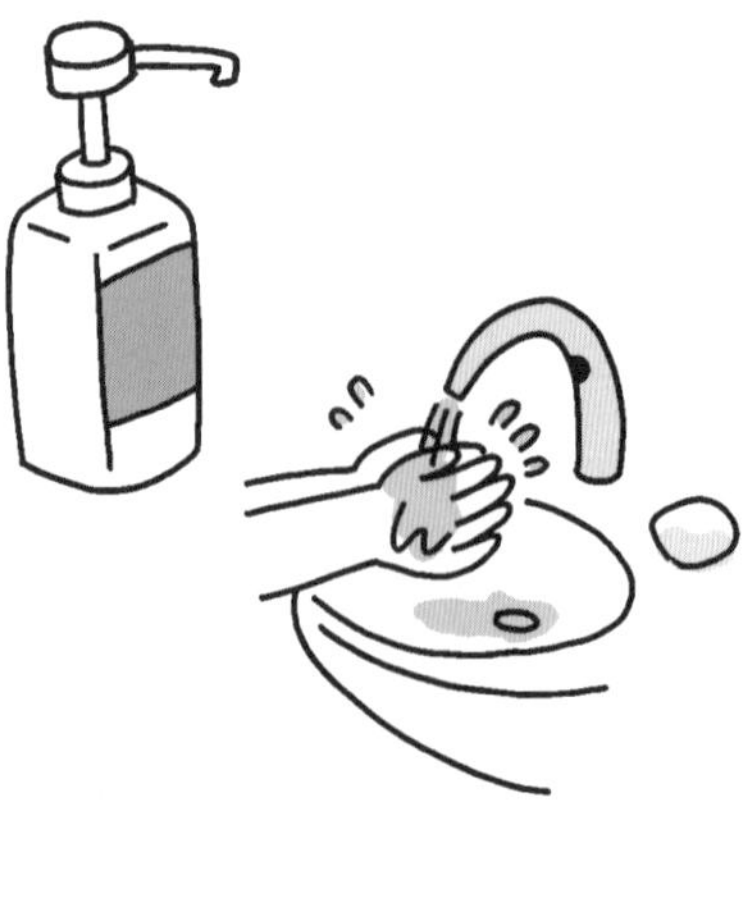

コロナの流行によって、アルコール手指消毒薬が薬局やスーパーマーケットの店頭から消えたことがあります。「コロナがドアノブや手すりなどの高頻度接触面に付着していて、そこに触れた手指を介して、眼や鼻の粘膜に付着することによって感染する」という伝播経路を人々が理解したための現象と言えます。手指の清潔の重要性が知れ渡ったことはコロナの業績かもしれません。

手指の清潔は正しく実施すれば極めて有効な感染対策となります。しかし、形式的・惰性的にやっているだけでは、真に意味のある手洗い・手指消毒とは言えません。例えば、「手洗いをした後に手を拭かない」「手洗いのときに指先だけ濡らすのみ」などです。これでは手指を清潔にすることはできません。逆に、用心深すぎて、手洗いをした後にアルコール手指消毒をする人もいますが、そのようなことを繰り返していると手荒れの原因となります。荒れた手指には病原体が潜みやすいので、手荒れは是非とも避けたいと思います。

ワクチン後であっても、手指の清潔は重要です。病原体はコロナだけではありません。

RSウイルスやパラインフルエンザウイルスなど、様々な病原体が手指を介して伝播します。そのため、適切な手指の清潔は今後も継続しなければなりません。

アルコール手指消毒薬を使用するときには、十分量のアルコールを使用します。少量のアルコール（〇・二〜〇・五㎖）を手に塗布しても、石鹸と流水で手を洗う程の効果はありません。一〇〜十五秒間両手を擦り合わせた後に手が乾いていると感じたとすれば、使用量が不十分です[15]。実際には、手のひらに五〇〇円玉を置いたような量のアルコールを使用するとよいでしょう。

石鹸と流水による手洗いも適切な方法で行います。まず、水で手を濡らし、石鹸を手に塗り、少なくとも一五秒間は、手や指の全表面に行き渡るように両手を強く擦り合わせます。そして、水で手をすすぎ、使い捨てタオルまたは手指乾燥機を用いて完全に乾かします[15,16]。

ワクチン後の感染対策のモヤっと

# ⑤ ワクチン後はマスクがいらない？

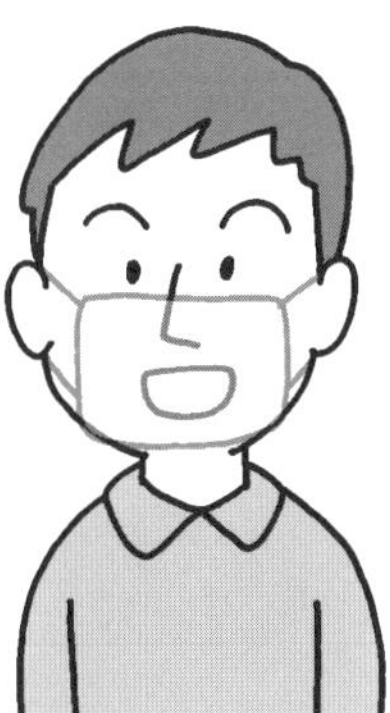

ワクチンが先進的に接種された国々ではマスク免除が進んでいます。その影響を受けてか、ワクチンを接種した人々がマスクの着用を怠っているのを見かけることがあります。また、ファッション性の重視からポリウレタンや布製のマスクの使用が多くなっており、テレビなどでは効果のないマウスガードが使用されている画像が映し出されています。最近は、マスク面や耳ひもにチャーム（アクセサリー）を付けるファッションが提案されていますが、大きいものは付けると耳ひもやマスクが若干下がり、プラプラと動き、重さでたわむので、マスクと顔面の間に隙間ができてしまいます。今後、ワクチン接種が進むにつれて、マスクの適切な着用がされなくなるという心配があります。

本当に、ワクチン後はマスクが不要になるのでしょうか？　それとも、今後もマスクの着用を続けなければならないのでしょうか？　これについてはワクチンの接種状況で大きく異なると思います。デルタ株が流行している現在、二回目のメッセンジャーRNAワクチンを接種して、二週間以上が経過したときのワクチンの重症化予防は九三～一〇〇％ありますが、感染予防や発症予防については七三％ほどとなっています。[4]それゆえ、「ほとんどのワクチン接種希望者が二回目を接種して、二週間以上が経過した頃」

にマスクの着用を止めてしまえば、重症化は予防されますが、感染拡大は予防されません。しかし、「ほとんどのワクチン接種希望者が三回目を接種して、二週間以上が経過した頃」でのユニバーサル・マスキングの終了であれば、コロナ患者の増加は見られないと期待します。

マスクの着用は極めて有効なコロナ対策です。ユニバーサル・マスキングを終了するならば、有効な出口戦略が必要です。出口戦略とはダメージを最小限にして、撤退するという意味です。今まで実施してきたことを終了するときに、それによって被害が多くならないようにするのです。コロナによる死亡者が多発したり、感染者が急増することは是非とも避けたいのです。

ほとんどのワクチン接種希望者が二回目を接種して、二週間以上が経過した頃は、ワクチン接種済の人々が少人数で集まる所では、マスクの着用は不要となるかもしれません。しかし、ワクチン未接種者も混じっているようなバスの中や電車の中では、マスクの着用は必要になると思います。これはブレイクスルー感染した人がウイルスを放出しているため、未接種者に感染させる可能性があるからです。一方、ほとんどのワクチン接種希望者が三回目を接種して、二週間以上が経過した頃であれば、ブレイクスルー感染も激減していることでしょう。そして、ブレイクスルー感染した人が放出するウイルス量も大きく減少していると思います。すなわち、ワクチン接種者が感染源となって、未接種者に感染させることはほとんどなくなるであろうと考えます。このような状況であれば、バスや電車のような状況であっても、マスクの着用は必要ないでしょう。ただし、基本的な感染対策の一部として、咳エチケットは実施しなければなりません。

ワクチン後の感染対策のモヤっと

# ⑥ ワクチン後は身体的（社会的）距離がいらない？

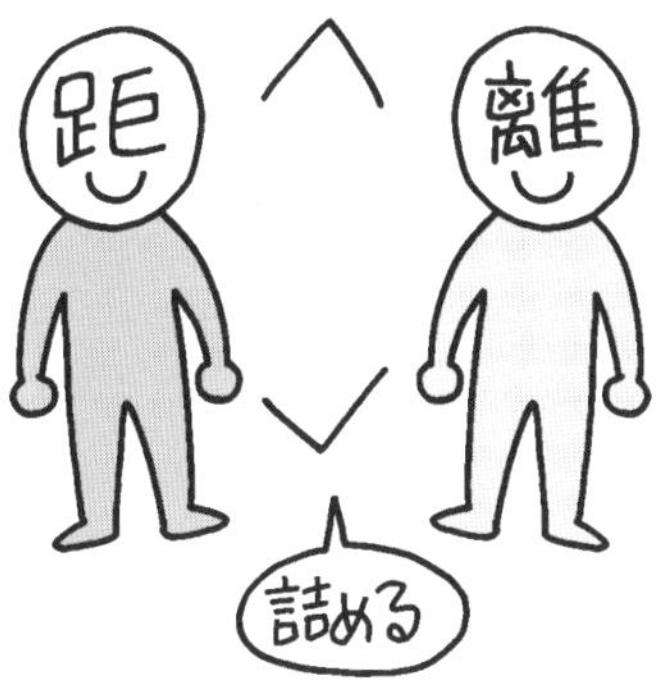

コロナの流行によって、「社会的距離（ソーシャル・ディスタンシング）」という言葉が出現しました。これは「ビフォーコロナ時代」では聞いたことがない用語と思います。しかし、社会的距離というと人と人との結び付きまで距離を置いてしまおうという意味にも取れてしまうので、現在は「身体的距離（フィジカル・ディスタンシング）」という用語が用いられるようになりました。

「身体的距離」は人と人との距離を一～二m確保しようというものです。飛沫が飛行できる距離は一m以下とされていました。しかし、二〇〇三年に世界で流行した、重症急性呼吸器症候群（SARS）では一・八m（六フィート）以上の距離にいた人に感染したという事例があります[17]。そのため、世界保健機関（WHO）やユニセフは「少なくとも一m以上[18,19]」、米国疾病管理予防センター（CDC）は「少なくとも一・八m以上[20]」、そして、厚生労働省はその間をとって「できるだけ二メートル（最低一メートル）[21]」の距離を空けることを推奨しています。このような身体的距離が確保されていれば、飛沫が届かなくなるので、マスクの着用は必要なくなります。逆に、身体的距離が確保できないのであれば、マスクの着用は必須のものとなります。

「ワクチン後にも身体的距離が必要なのか？　それとも、必要なくなるのか？」という疑問についてですが、現在のように、ほとんどのワクチン接種希望者が二回目を接種して、二週間以上が経過した時期では、身体的距離は必要と思います。二回接種では、ブレイクスルー感染が頻繁に発生しており、それによってクラスターが発生しているからです。

一方、ほとんどのワクチン接種希望者が三回目を接種して、二週間以上が経過した時期になれば、ブレイクスルー感染は激減し、万が一、ブレイクスルー感染したとしても、その人が周囲の人々にコロナを伝播させることはほとんどなくなると思います。さらには、周囲の人々も三回接種を終えていることから、コロナに感染することはほとんどないことでしょう。この頃になれば身体的距離は必要なくなると思います。

# ⑦ ワクチン後は友人同士でマスクなしの会話ができる？

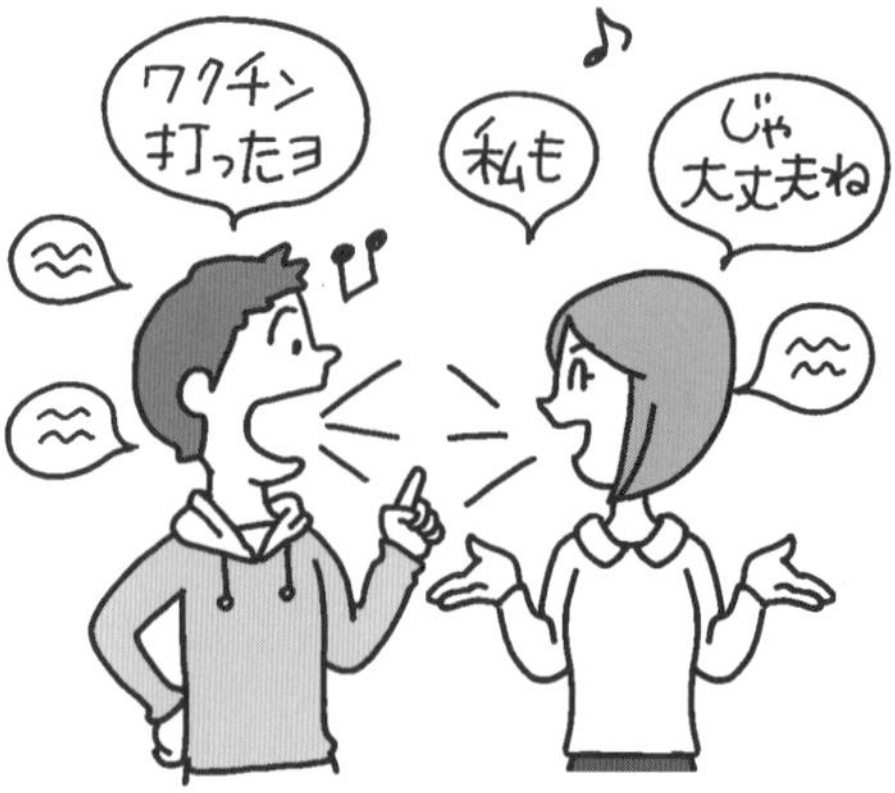

「友人同士でのマスクなしの会話」は「ビフォーコロナ時代」では日常的に行われていたことです。もちろん、咳があったり、発熱していたりしたときには、咳エチケットの一環としてマスクを着用することはありました。しかし、現在のように、ほとんどの状況において常にマスクを着用するというユニバーサル・マスクキングは、コロナが流行してからの感染対策です(22-24)。

現在、ワクチン接種希望者のほとんどが二回接種を終えています。このような状況で、友人同士でマスクなしの会話をしたらどうなるか、について考えてみましょう。まず、友人同士での会話というのは不特定多数の人々との会話とは異なります。会話の人数は限られており、友人同士なので、自分の体調が悪ければ友人を気遣うこともあります。そのため、ワクチンの二回接種を終えている友人同士であれば、マスクなしでの会話も可能となるかもしれません。もちろん、大声を出すのではなく、静かな会話に限られます。

しかし、ワクチンの二回接種を終えている友人同士でのマスクなしの会話によって発生しうる危険性は知っておくべきです。ブレイクスルー感染している友人がいるかもしれないからです。そのような人はワクチン未接種の感染者と同程度のウイルス量を放出しているので、マスクなしで会話した相手がコロナに曝露することになります。しかし、曝露した人も二回接種しているので、コロナに感染したとしても、重症肺炎などになって入院することはないでしょう。もちろん、咳や発熱の症状が出るかもしれないし、軽症肺炎となるかもしれません。また、自宅にウイルスを持ち帰って、家庭内感染を発生させる可能性はあります。

現在のように、マスクを着用して友人と会話するという生活を残りの人生で継続することは不可能です。それでは、いつになったら安心して、マスクなしで友人と会話ができるのでしょうか？　それは「ほとんどのワクチン接種希望者が三回目を接種して、二週間以上が経過した頃」であろうと推測します。三回接種を終えていれば、ブレイクスルー感染はほとんどなく、万が一、ブレイクスルー感染したとしても、その人が周囲にウイルスをまき散らすことはないでしょう。そのため、ワクチン未接種者が近くにいたとしても、その人に感染させることはほとんどなくなります。このようなマスクなしの会話の解禁は、ご近所同士、会社の同僚などでも同様と思います。

ワクチン後の会話・食事・娯楽のモヤっと

# ⑧ワクチン後は友人同士でランチ・飲み会ができる？

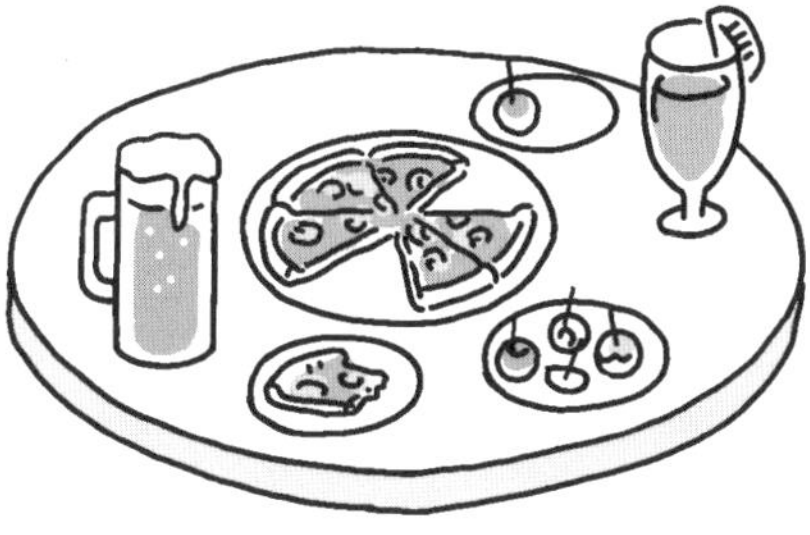

「友人同士や会社の同僚とランチ・飲み会ができるかどうか？」「お酒を飲みながら忘年会や新年会でワイワイと騒いでよいか？」という質問はとても重要です。私たちは日常では仕事や学業をしていて、上司や部下や友人との人間関係がギクシャクすることも多々経験します。そのようなときには、アルコールを飲みながら、腹を割って大騒ぎすれば、職場の人々や学校の友人との人間関係を一気に改善できます。また、若い人では、宴会でアルコールを飲みながらエネルギーを発散することもあるでしょう。ランチ・飲み会・宴会をマスクなしで、かつ、アルコールありで実施できるかどうかは極めて重要な問題です。

このようなランチ・飲み会などを多人数で開催すれば、大規模なクラスターを引き起こすことがあります[25]。そのため、ほとんどのワクチン接種希望者が二回接種を終えている現時点であっても、是非ともまだ避けていただきたいと思います。この時点での感染対策の緩和は、感染者数を増大させる可能性があるからです。多くの人々が二回接種を終えているといっても、参加者の中にはブレイクスルー感染した人がいるかもしれません。そのような人は大量のウイルスを気道から放出しています。また、ランチ・飲み会などに出席している人の中にはワクチン未接種者もいるかもしれません。このような人が感染すれば、重症化する可能性があります。多人数でのアルコールありの宴会を開くためには、それ相応の条件が必要です。少なくとも、「ほとんどのワクチン接種希望者が二回目を接種した」というだけでは条件を満たしていないと考えるべきです。

それでは、いつになったらマスクなしで多人数での宴会（忘年会、新年会、歓送迎会など）ができるのでしょうか？　今後も延々と宴会禁止などというのは不可能です。それは、禁止された人々のみならず、飲食店で勤務する人々の生活を大きく脅かすからです。どこかで、制限を解除すべきです。

おそらく、「ほとんどのワクチン接種希望者が三回目を接種して、二週間以上が経過した頃」には束縛はなくなることでしょう。この頃であれば、免疫状態が格段に強化されているからです。ブレイクスルー感染もほとんど発生せず、万が一、ブレイクスルー感染したとしても、その人がウイルスをまき散らすことはなくなります。そのような状況であれば、アルコールを飲みながら、マスクなしの宴会は十分に可能と思います。

ワクチン後の会話・食事・娯楽のモヤっと

# ⑨ワクチン後は友人同士でカラオケができる？

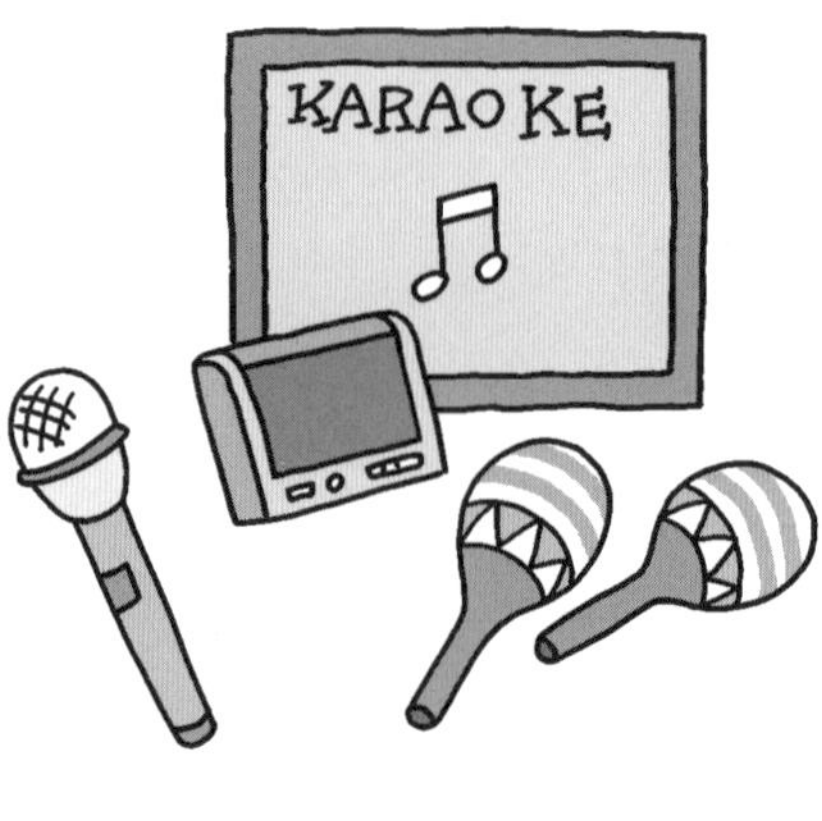

## ⑨ ワクチン後は友人同士でカラオケができる？

カラオケは単に人前で歌うだけのものではありません。歌い終わった後のリラックス感によってストレスを解消できます。また、歌うことによって腹筋や横隔膜や胸の筋肉を鍛えることができます。ダイエット効果もあるでしょう。その他にも認知予防や血液循環促進の効果が期待できます。心の健康や身体の健康にもカラオケは有用なのです。しかし、歌うことはエアロゾルを大量に飛散するので、クラスターを発生させることがあります[26]。そのため、感染対策を徹底することが求められます。カラオケでは、友人同士で会話をするよりも厳しい条件が必要となります。

現在、ほとんどのワクチン接種希望者が二回目を接種して、二週間以上が経過していますが、この時点で、友人同士でカラオケをしたらどうなるのでしょうか？　友人同士に限らず、ご近所同士、同居家族以外の家族、会社の同僚などでのカラオケではどうでしょうか？　この場合、参加者にブレイクスルー感染した人がいても大丈夫な感染対策が必要です。まず、歌っている人から聞き手の距離を二m確保する必要があります。もちろん、換気も十分に行います。歌い手以外がマスクを取り外して、お互いに近距離で歓声をあげることは是非とも避けてください。特に、ワクチン未接種者が参加しているときには、感染させないように細心の注意を払います。

それでは、カラオケで全員がマスクなしで、歓声をあげて楽しむことができるのはいつでしょうか？　おそらく、「ほとんどのワクチン接種希望者が三回目を接種して、二週間以上が経過した頃」になると思います。この頃になれば、コロナに対する相当な免疫を獲得しているので、コロナに曝露したとしても、感染することは稀となります。もし、ブレイクスルー感染したとしても、ウイルスをほとんど放出しないので、思いっきりカラオケで歌うことができます。このようなことはカラオケに限らず、屋内での合唱や集団で騒ぐときにも当てはまります。

# ⑩ ワクチン後は屋外ならみんなでバーベキューができる？

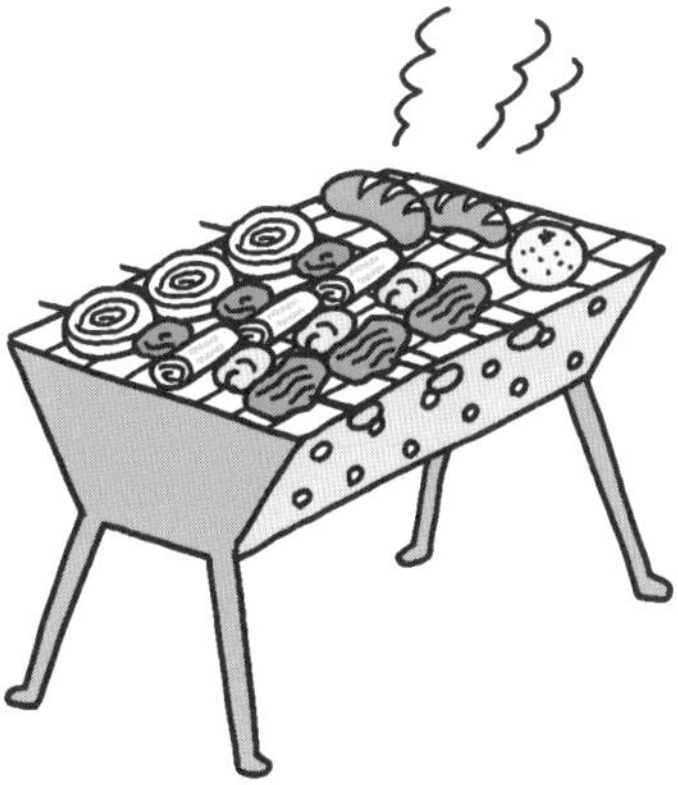

屋外で友人や同僚とバーベキューをしながら、楽しい会話をすることは人間関係を良好にするばかりか、気分転換にとても有効です。特に、上司の悪口などを言いながらのアルコールは最高なのではないでしょうか？

バーベキューは屋外で楽しむことがほとんどです。換気については全く問題ない環境であるがゆえに、「屋外なら大丈夫だろう」という甘い判断をしがちです。屋外活動の代表格のキャンプ場であっても、マスクを着用せずに、会話や食事をし、騒いだり・盛り上がったりすることによってクラスターが発生していることから[27]、バーベキュー会場においても感染対策は必須です。

現在のように、ほとんどのワクチン接種希望者が二回目を接種して、二週間以上が経過した状況で、友人や同僚とのバーベキューを屋外で実施したらどうなるのでしょうか？　少人数の気心の知れている仲間であれば比較的安全かもしれません。体調がすぐれなければ、念のために欠席という対応をしてくれるからです。また、少人数であれば感染者が紛れ込む確率は低くなります。しかし、多人数でのバーベキューであれば、屋外であっても感染の危険性は増大します。特に、バーベキューにワクチン未接種者が参加している場合、そこにブレイクスルー感染した人が加われば、コロナに感染して重症化する可能性があります。すなわち、現時点ではワクチン接種後であっても、多人数でバーベキューをしながら、アルコールを楽しむということは避けなければなりません。

それでは、「ビフォーコロナ時代」のように、何の気兼ねもなく、屋外でバーベキューを楽しむことができるのはいつになるのでしょうか？　それは「ほとんどのワクチン接種希望者が三回目を接種して、二週間以上が経過した頃」になると思います。この時期であれば、バーベキューではマスクの着用は不要であり、アルコールを飲みながら、ワイワイと騒いでもよいでしょう。ワクチン未接種者がグループに混じっていたとしても、彼らを守ることができるからです。

ワクチン後の帰省・旅行のモヤっと

# ⑪ ワクチン後は帰省できる？

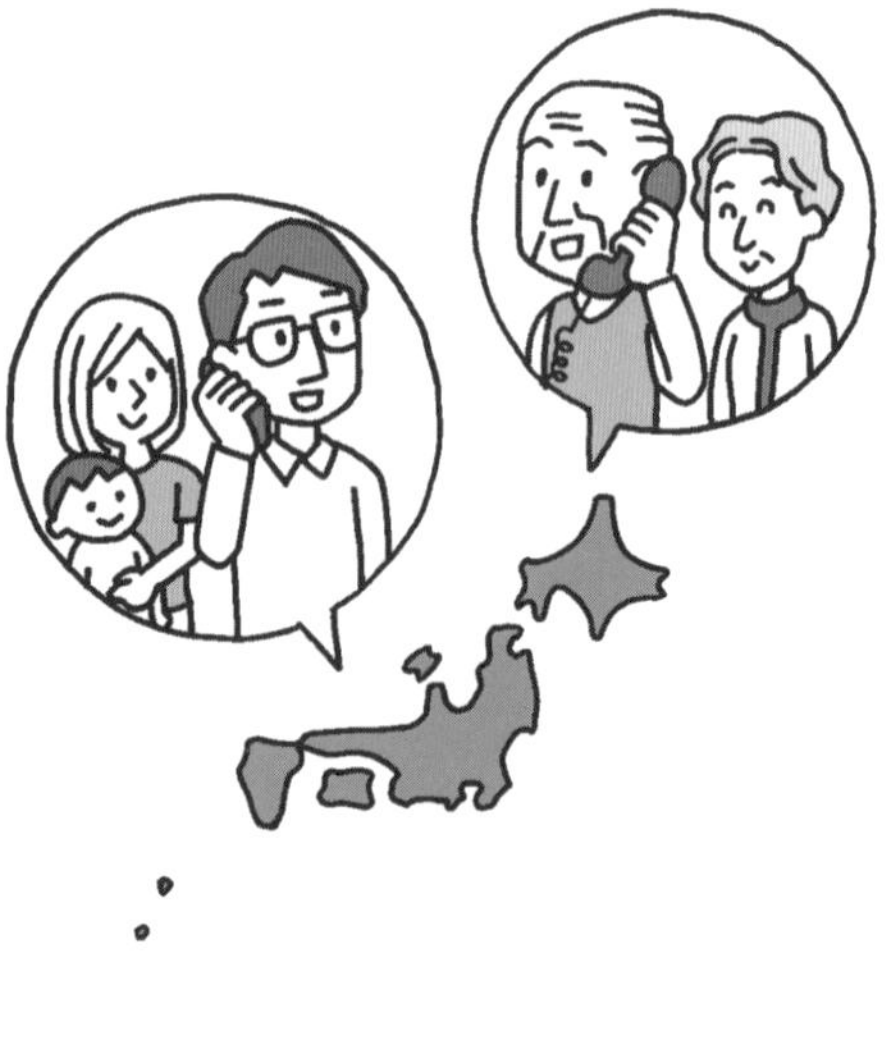

去年は帰省ができなかったので、今年の年末は帰省しようと思っている人は数多いと思います。すでに、ほとんどのワクチン接種希望者が二回目を接種して、二週間以上が経過した状況となっているからです。帰省について考えるとき、「帰省者」と「帰省者を受け入れる側」の両者の視点で感染対策を考える必要があります。コロナが家庭内に持ち込まれると、容易に家庭内感染するからです[28, 29]。

まず、帰省者について考えてみましょう。もし、帰省者がワクチン未接種であれば、コロナに感染しても無症状のことがあります。無症状であってもウイルスを周囲に伝播させることから、帰省することによって、大切な家族の中にコロナを持ち込むことになります。そのような状況は是非とも避けたいと思います。すなわち、ワクチン未接種であれば今年も帰省は見合わせましょう。それでは、二回目を接種して、二週間以上が経過したならば帰省してよいのでしょうか？　この状況であれば未接種者と比較して感染する可能性はかなり減少しているので、帰省先の家族の安全はある程度守ることができます。ただし、帰省したときに、友人と飲み会に行ったりすると、そこでブレイクスルー感染して、家族内にウイルスを持ち込む可能性があることは理解する必要があります。

今度は帰省先について考えてみましょう。帰省先の家族全員がワクチン未接種であれば、帰省者を感染から守ることができないので、今年も帰省は見合わせてもらいましょう。二回目を接種して、二週間以上が経過している状況であれば、家族のコロナ免疫は比較的高いと言えるので帰省者の受け入れは可能です。しかし、ワクチン未接種者（一二歳未満の子どもなど）がいる場合には、帰省者がブレイクスルー感染した状況で家族に加わるとコロナを感染させるかもしれません。また、帰省者が久しぶりの友人と宴会などをすれば、そこからコロナが家庭内に持ち込まれるかもしれません。そのため、帰省先は帰省者がワクチンを接種していることを確認し、かつ、家庭の外部で感染しないように行動制限をする必要があります。

それでは、「ビフォーコロナ時代」のように、誰にも気兼ねなく帰省し、久しぶりの友人と飲食を共にできるようになるのはいつでしょうか？　それは、「ほとんどのワクチン接種希望者が三回目を接種して、二週間以上が経過した頃」と思います。このときは、ブレイクスルー感染が発生することはほとんどなく、ブレイクスルー感染したとしても、ウイルスを放出することはほとんどないからです。

ワクチン後の帰省・旅行のモヤっと

# ⑫ ワクチン後は孫と触れ合える？

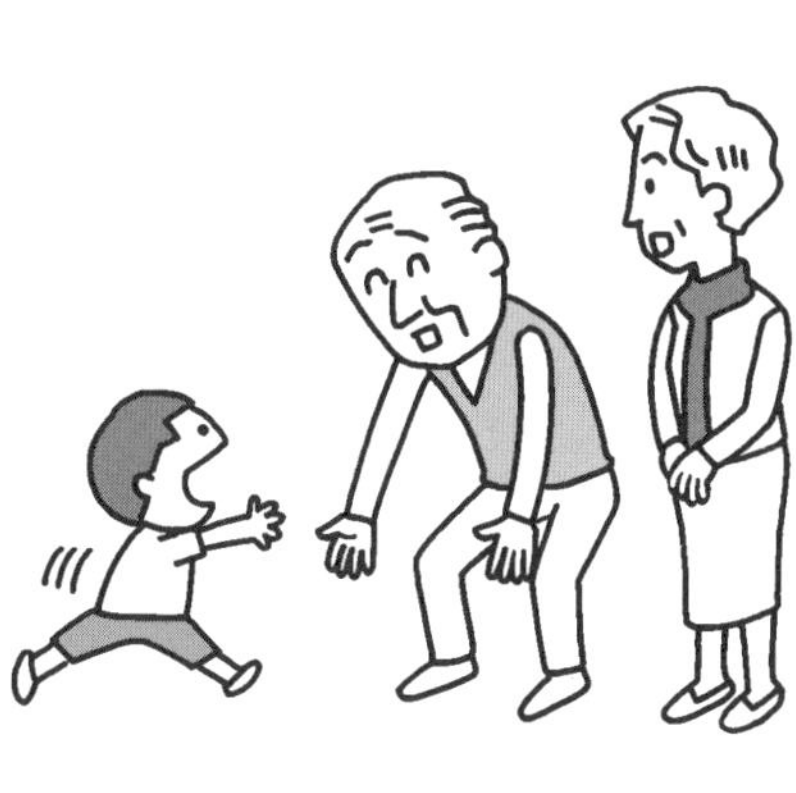

祖父母が孫と触れ合うことはとても大切なことです。孫を抱いたり、一緒に遊ぶことは、身体的には体力を消耗するかもしれませんが、精神的にはエネルギーが孫から注入される気がします。コロナ禍で孫に会えないというのは、高齢者にとって大きなダメージです。しかし、孫から高齢者にコロナが感染すれば、高齢者は重症化し、状況によっては死亡することがあります。精神的なエネルギーを得るどころではありません。実際、家族内で孫から祖父母にコロナが感染した事例があります[29]。逆に、祖父母がコロナに感染していれば、大切な孫にコロナを伝播してしまいます。それはそれで、とても後悔することになります。

祖父母と孫が触れ合う状況についてですが、三世代同居の祖父母と孫であれば、何ら問題はありません。日常的に触れ合っているからです。しかし、孫が感染した場合には家庭内感染して、祖父母にコロナが伝播してしまうかもしれません。それを防ぐためには、祖父母がワクチンを二回接種して、重症化しないような状況を作り上げることが大切です。すなわち、同居の孫と祖父母であれば、どちらも二回接種していれば、いつでもマスクなしで触れ合っていただいて結構です。孫が家庭外でコロナに感染し、祖父母の所に持ち込んだとしても、祖父母の重症化を防ぐことができるからです。とにかく、同居の三世代の全員がワクチンを接種していることが大切です。

通常は別に暮らしている孫と祖父母が久しぶりに会う、という状況となれば話は別です。多く高齢者は「自分たちはワクチンを打ったので大丈夫！」として、子どもや孫世代から感染するリスクを甘く見てしまうことでしょう。確かに、祖父母が二回目のワクチンを接種して、二週間以上が経過していれば、孫がコロナに感染していたとしても、祖父母の重症化を防ぐことはできます。しかし、同居の孫とは異なり、別居している孫であることから、感染対策上は他人のように接する必要があります。そのため、マスクの着用が必要となります。

祖父母も孫も三回目を接種して、二週間以上が経過していれば、感染するリスクは大きく減少します。そして、ブレイクスルー感染したとしても、周囲にウイルスをまき散らさないことから、マスクなしで会うことができるようになります。孫が接種年齢に満たさない場合であっても、祖父母が三回目を接種して、二週間以上が経過していれば、感染予防効果が期待できます。

ワクチン後の帰省・旅行のモヤっと

# ⑬ ワクチン後は親戚一同で集まれる？

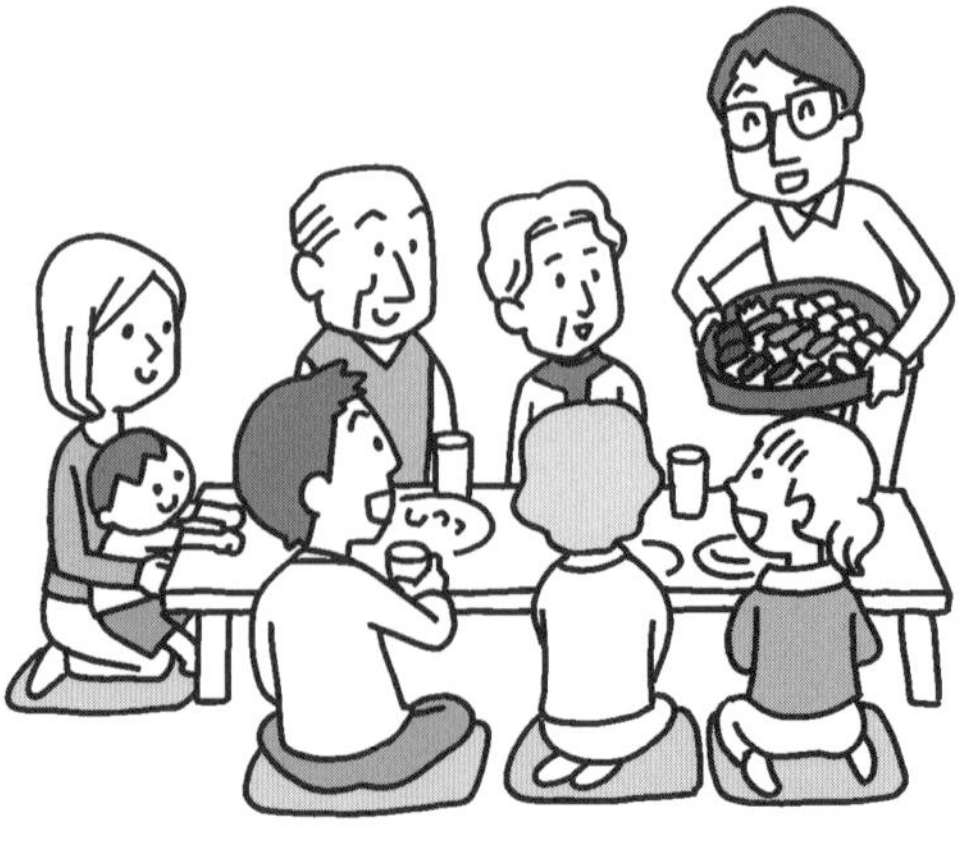

冠婚葬祭や記念行事などでは、多数の親戚が一堂に会することがあります。これらの行事も去年は見送ったからと、今後は増えると考えます。久しぶりに会うということで、大声で語り合うこともあるかもしれません。飲食を共にすることから、マスクの着用の徹底は期待できません。このような集まりでの会食は、同居家族での会食とは異なります。普段は濃厚接触していない家族同士が一同に会するのですから、どちらかの家族内に感染者がいれば、他の親族にコロナが伝播してしまいます[29]。また、親戚一同ということであれば、その中には高齢者もいることでしょう。

確かに、ほとんどの高齢者はすでに二回目のワクチンを接種して、二週間以上が経過していることから、コロナに感染しても、重症化しないと思います。しかし、咳や発熱や軽度の肺炎を合併すれば、体力的に消耗することでしょう。回復したとしても、倦怠感や咳が数カ月も続く後遺症を経験するかもしれません。ここで、現時点で親戚一同が集まった場合、どうなるかをシミュレーションしてみましょう。

親戚の中に感染者が一人もいなければ、何も起こらないでしょう。ここでは誰かが感染していて、無症状の状態で集まりに参加したという前提となります。この感染者は二回目を接種して、二週間以上が経過していれば、ブレイクスルー感染しているということになります。デルタ株ではブレイクスルー感染した人が放出するウイルス量は未接種者と同程度であることから、周囲の人々がコロナに曝露することになります。しかし、親戚全体が二回目のワクチンを接種して、二週間以上が経過していれば、未接種の状態と比較して、重症化することはほとんどなく、感染や発症する確率も減少していると思います。それでも、新しいブレイクスルー感染を引き起こす可能性があるので、やはり、マスクなしで、アルコールを飲みながらの親戚一同での集まりは、親戚全体が三回目のワクチンを接種して、二週間以上が経過するまで待つべきと考えます。

ワクチン後の帰省・旅行のモヤっと

# ⑭ ワクチン後の旅行はコロナ前と同じに行ける？

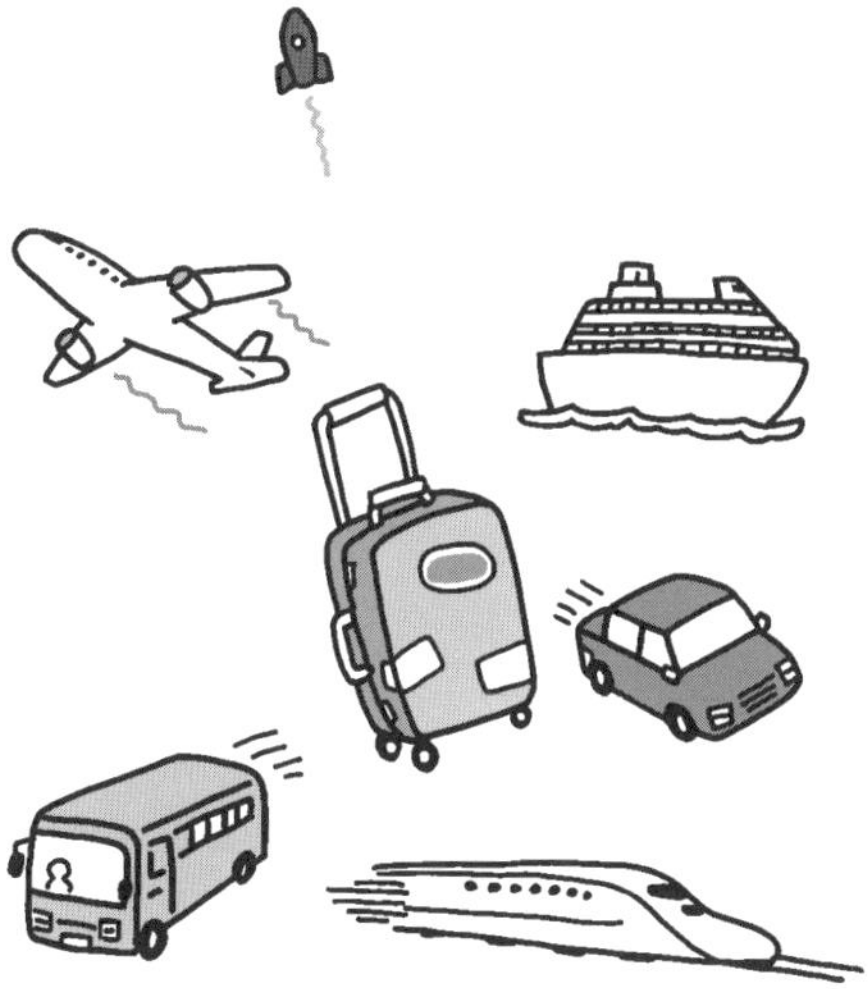

ワクチン後の旅行については、同居家族で行くのか、友人と一緒に出かけるのかで異なります。同居家族で旅行する場合、ホテルや旅館で同室しても、マスクの着用は必要ないと思います。室内で、アルコールを飲みながら談笑しても構いません。日常的にお互いに濃厚接触していることから、旅行先のホテルで同室したからといって、接触度がさらに増大することはないからです。ただし、観光バスや電車に乗っているときには、マスクの着用は必要でしょう。周囲の乗客とのウイルスのやり取りを防ぐためです。

一方、友人と旅行するとなると話は大きく異なります。日常的に同居していないことから、友人が無症状感染者であった場合、自分に感染してしまいます。その逆もあるかもしれません。感染すれば、各々の家庭内にコロナを持ち込むことになり、家庭内感染を引き起こす感染源になります。そのため、ホテルでは別室での滞在が必要です。そして、会話ではマスクの着用が必要です。どのような親しい友人であっても、同居していなければ、感染対策上は「赤の他人」です。感染対策はきっちりとお願いしたいと思います。

それでは、友人とマスクなしで、同室で旅行できるのはいつになるのでしょうか？それは、「接種希望の人々が三回目を接種して、二週間以上が経過したとき」です。この時期であれば、友人も自分もワクチンを三回接種していることから抗体価がかなり増加しており、ブレイクスルー感染することはほとんどないことでしょう。万が一、ブレイクスルー感染したとしても、ウイルスを周囲に放出しないであろうと予測されます。また、この時期であれば、観光バスや電車で同乗している人々も、三回目を接種して、二週間以上が経過していることから、マスクの着用は必要なく、駅弁などを楽しむことができるようになると思います。

友人もしくは自分がワクチン未接種の場合には、どうしたらよいのでしょうか？　その場合には、一方（周囲）がワクチン接種済でも未接種者では感染するリスクがあります。そして、ワクチンの感染予防・発症予防・重症化予防のいずれも期待できません。また、感染した場合には大量のウイルスを周囲に撒き散らす可能性があるので、常にマスクを着用して、旅行先では個室で滞在するようにしましょう。

ワクチン後のくらしのモヤっと

# ⑮ ワクチン後は環境表面の消毒がいらない？

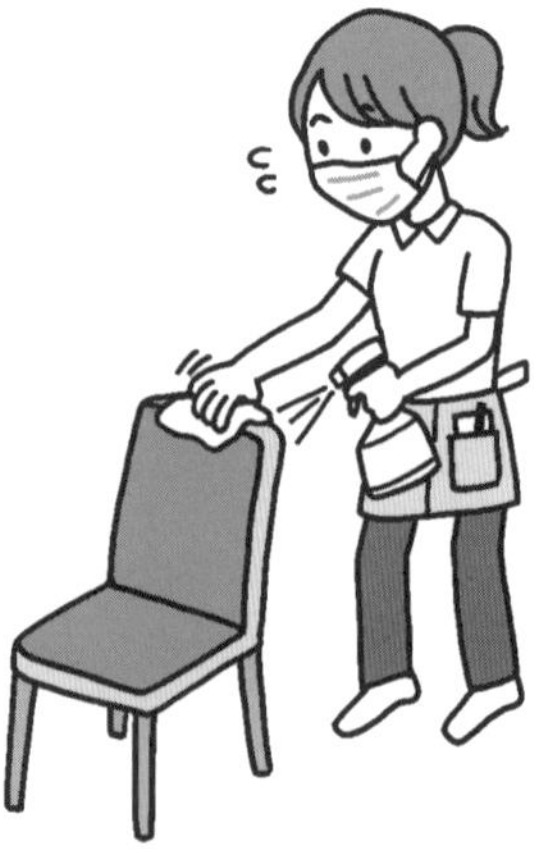

ドアノブや手すりなどの高頻度接触面には多くの人々の手指が触れています。その中にはコロナ感染者の手指も触れていることでしょう。コロナはボール紙では二四時間以内、ステンレスやプラスティックの表面では最大三日間生息しています[30]。そのため、高頻度接触面にはコロナが付着していて、そこに他の人の手指が触れて、その手指にウイルスが移動し、そのまま眼や鼻の粘膜に触れることによって感染することがあります。そのような感染経路を遮断するためには、「手指消毒」と「高頻度接触面の消毒」が必要となってきます。

しかし、現在はコロナの伝播経路のほとんどが飛沫感染であるということが知られています。環境表面が関連するのは全体の一万分の一程度とのことです[31]。そのため、コロナ対策では飛沫予防が極めて重要であり、環境表面の消毒にマンパワーとコストを消耗すべきではありません。

コロナが流行してから、レストランや催し物会場などでは、担当者が高頻度接触面（ドアノブや手すりなど）を頻回に消毒するようになりました。このような消毒に意味がないとは言いませんが、そこで費やされているマンパワーとコストを飛沫対策に向けるべきです。環境の消毒は一日に一〜二回程度で高頻度接触面を対象として実施すればよいのです。

「ワクチン後は環境表面の消毒は必要か？」という質問については、「環境表面の頻回の消毒は必要ない！」と回答したいと思います。コロナであっても、環境表面には家庭用洗浄剤による一日一〜二回の清拭で十分なのです。コロナは家庭用洗浄剤で死滅するからです。

このような観点からすると、抗菌グッズは必要ないことになります。ときどき、企業や事務所内ほか、医療機関であるクリニック・歯科などでも、抗菌コーティングの効果や実施のアピールが見受けられます。実は、米国環境保護庁（ＥＰＡ）は抗菌コート処理された製品は、人間に病気を引き起こすウイルスや細菌に対して効果的とは言えないとしています。このことは、抗菌グッズなどはコロナ対策には適していないことを意味します[32]。すなわち、抗菌コーティングの有効性に疑問があることと、環境表面がコロナの主な感染源ではないことから、抗菌グッズを敢えて使用する必要はないでしょう。

ワクチン後のくらしのモヤっと

# ⑯ ワクチン後は家庭内感染が起きない？

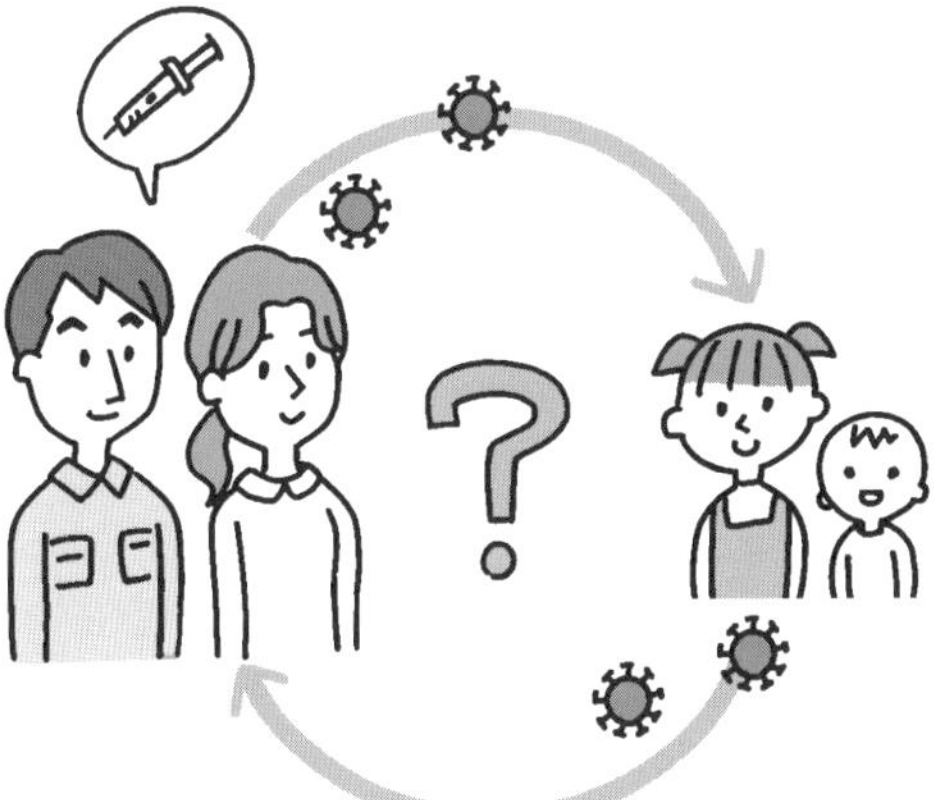

コロナは家庭内感染を頻繁に引き起こすウイルスです。(28)特に、デルタ株になってから、家庭内感染は急増しました。自宅では一緒に食事をしたり、談笑したりします。風呂場やトイレも共有です。一緒にいる時間も長く、週末などでは一日中時間を共にします。そのため、家庭内感染を防ぐことは極めて困難なことから、外部から家庭内にコロナを持ち込まないことが大切です。そのため、コロナに対する感染対策を安易に緩めることは是非とも避けてほしいと思います。

現在のように、ほとんどのワクチン接種希望者が二回目を接種して、二週間以上が経過した状況であっても、ブレイクスルー感染が発生しています。そのような感染者は、未接種者と同程度のウイルス量を放出することから、家庭内感染の発生源となりえます。もちろん、家族全員が二回目を接種していれば、感染や発症はある程度予防でき、重症化予防には相当の効果が期待できます。そのため、ワクチン接種前と比較して、家庭内感染が発生したときのダメージは相当軽減されています。それでも、ワクチン未接種者（一二歳未満の子どもなど）がいる家庭では、家庭内にコロナを持ち込まないための対応（ユニバーサル・マスキング、身体的距離、3密回避など）を引き続き行う必要があります。

一方、家族全員が三回目のワクチンを接種して、二週間以上が経過した状況であれば、話は大きく異なります。抗体価が大きく増加していることから、ブレイクスルー感染は極めて稀となります。万が一、ブレイクスルー感染したとしても、ウイルスをほとんど放出しないので、家庭内感染は発生しにくい状況となっていることでしょう。もし、家族の誰かがウイルスを家庭内に持ち込んだとしても、家族は三回接種による強力な感染予防・発症予防・重症化予防が期待できるので、家庭内感染はほとんど問題とならないと思います。それでは、ワクチン未接種者や年齢的にワクチンが接種できない子どもが家庭内にいたならば、どうなのでしょうか？　この場合でも、ワクチン三回接種済の家族からのコロナの伝播の心配はありません。

ワクチン後のくらしのモヤっと

# ⑰ ワクチン後はアクリル板がいらない？

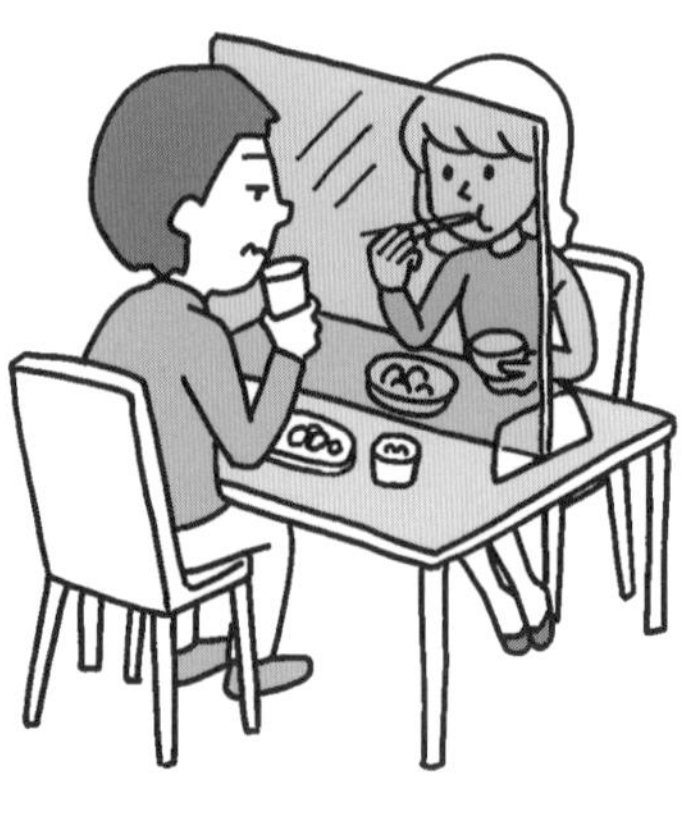

## ⑰ ワクチン後はアクリル板がいらない？

現在、飲食店にはテーブルの上にアクリル板が設置され、客同士が飛沫を浴びせ合わない努力がされています。感染者がマスクを外して談笑したりするときに、口や鼻から飛散する飛沫をアクリル板でブロックしてしまおうという対策です。特に、マスクが着用できない飲食店などで重宝されています。その他にも銀行や病院などのカウンターで用いられています。アクリル板はビニールカーテンと比較して、洗浄剤を用いて表面を拭き取ることができるので、比較的清潔に管理できます。このようなバリアは身体的距離が確保できないときに使用されます[33]。

しかし、アクリル板が設置してあると、声が届きにくいという問題や、空気の流れが阻害されて、エアロゾルが滞る心配もされています。また、忘年会や新年会などで盛り上がろうとするときにアクリル板があっては、濃厚な人間関係は築けないと思います。それでは、アクリル板はいつになれば必要なくなるのでしょうか？　コロナが消滅することはないことから、人類の歴史が続く限り必要なのでしょうか？　ほとんどのワクチン接種希望者が二回目を接種して、二週間以上が経過した現時点でアクリル板を撤廃したら、どうなるのでしょうか？

現時点ではユニバーサル・マスキングが継続的に実施されているので、そのような状況であれば、アクリル板は必要ないと思います。少なくとも、百貨店や銀行などのカウンターでは必要ないでしょう。しかし、マスクが着用できない状況（飲食店など）ではアクリル板を撤廃することは難しいと思います。飲食店では友人同士や同僚とマスクを外して食事をします。「黙食しましょう」と言われても、実行不可能です。アクリル板によって飛沫の飛散を抑え込むことが有効です。

それでは、飲食店などを含めて、アクリル板を全面的に撤廃できるのはいつになるのでしょうか？　飲食店にいる客に感染者がいないか、もしくは、感染者がいるとしても、コロナを周囲にまき散らさない状況であればいいのです。それは、ほとんどのワクチン接種希望者が三回目を接種して、二週間以上が経過した頃と思います。この時期であれば、感染者は激減し、ブレイクスルー感染した人もウイルスを放出することはないことから、アクリル板を継続する理由はなくなります。その日が来るまでは、飲食店などではアクリル板を使用するのが望ましいと思います。

ワクチン後のくらしのモヤっと

# ⑱ ワクチン後は換気がいらない？

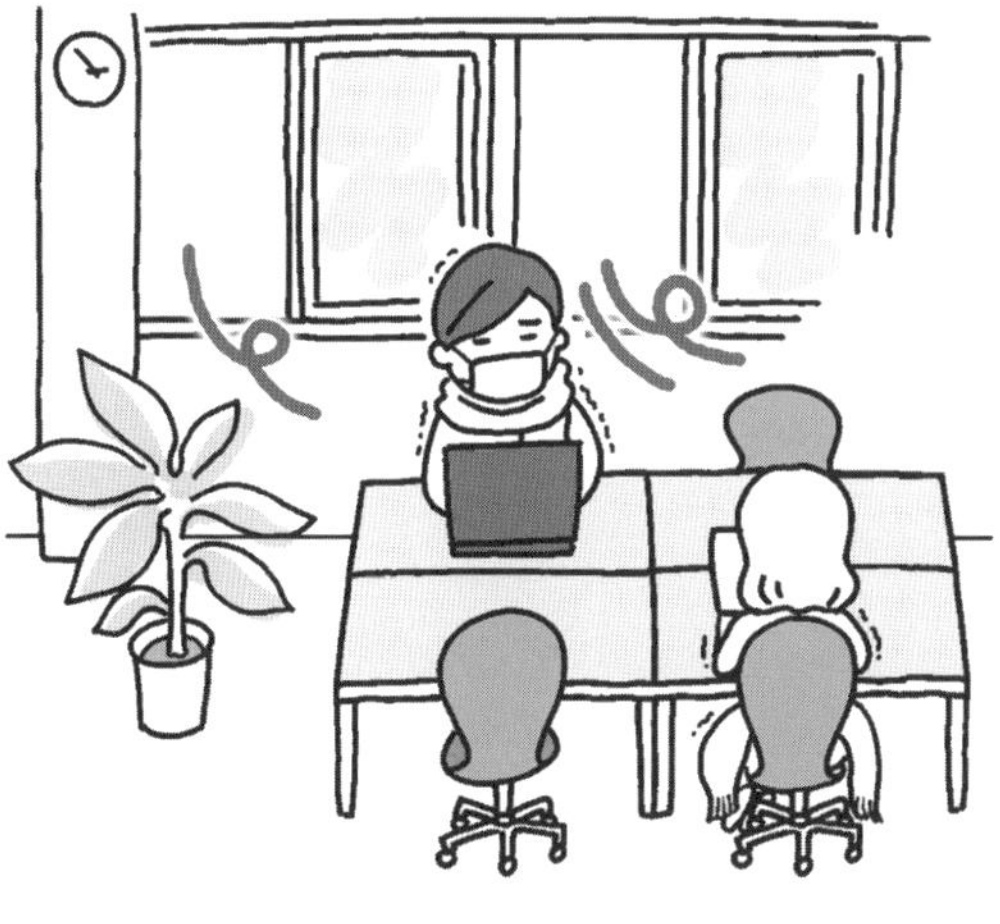

コロナ対策としては、換気を良好にすることが推奨されています。[33] これはエアロゾル対策として必要なことです。感染者は会話などによって飛沫を飛散させます。飛沫は一m未満の飛行距離なので、感染者から一m以上の距離を確保すれば感染することはありません。そのため、身体的距離の確保が推奨されてきました。しかし、一m以上の距離があったにもかかわらず感染することが稀にあります。これは感染者が口や鼻から飛散させるエアロゾルにコロナが乗って空気中を移動し、一m以上の所にいる人々が感染するからです。

そのようなエアロゾルの濃度を薄めることが大切であり、そのために換気することになります。しかし、夏場の換気はエアコンの効率を低下させ、室内温度を高くしてしまいます。熱中症対策としても歓迎すべきことではありません。逆に冬場は、折角温まった室内の空気を室外の冷気と入れ替えてしまうことから、室内の気温が低下してしまいます。そのため、「換気をする」というとイメージはよいかもしれませんが、適切な温度の室内の空気を失うという状況を作り出す行為でもあります。

それでは、ワクチンを接種すれば換気は不要になるのでしょうか？　少なくとも、ほとんどのワクチン接種希望者が二回目を接種して、二週間以上が経過した現時点では換気はまだ継続すべきでしょう。ブレイクスルー感染した無症状の人々が呼気にウイルスを放出しているからです。しかし、ほとんどのワクチン接種希望者が三回目を接種して、二週間以上が経過した頃ならば、エアロゾルに含まれるウイルス量はほとんどなくなり、しかも、事務所や飲食店などにいる人々も三回接種していることから、極めて感染しにくい状況になっていることでしょう。

すなわち、現在のような過剰とも言える換気が不要になるのは、「ほとんどのワクチン接種希望者が三回目を接種して、二週間以上が経過した頃」になると思います。もちろん、室内にはワクチン未接種者がいるかもしれません。そのような人々が感染すれば周囲に大量のウイルスをまき散らす危険性は残されています。そのため、ワクチン未接種者は感染源にならないように、必ずマスクを着用します。

今後のモヤっと

# ⑲ ワクチン接種はこれからも続く？

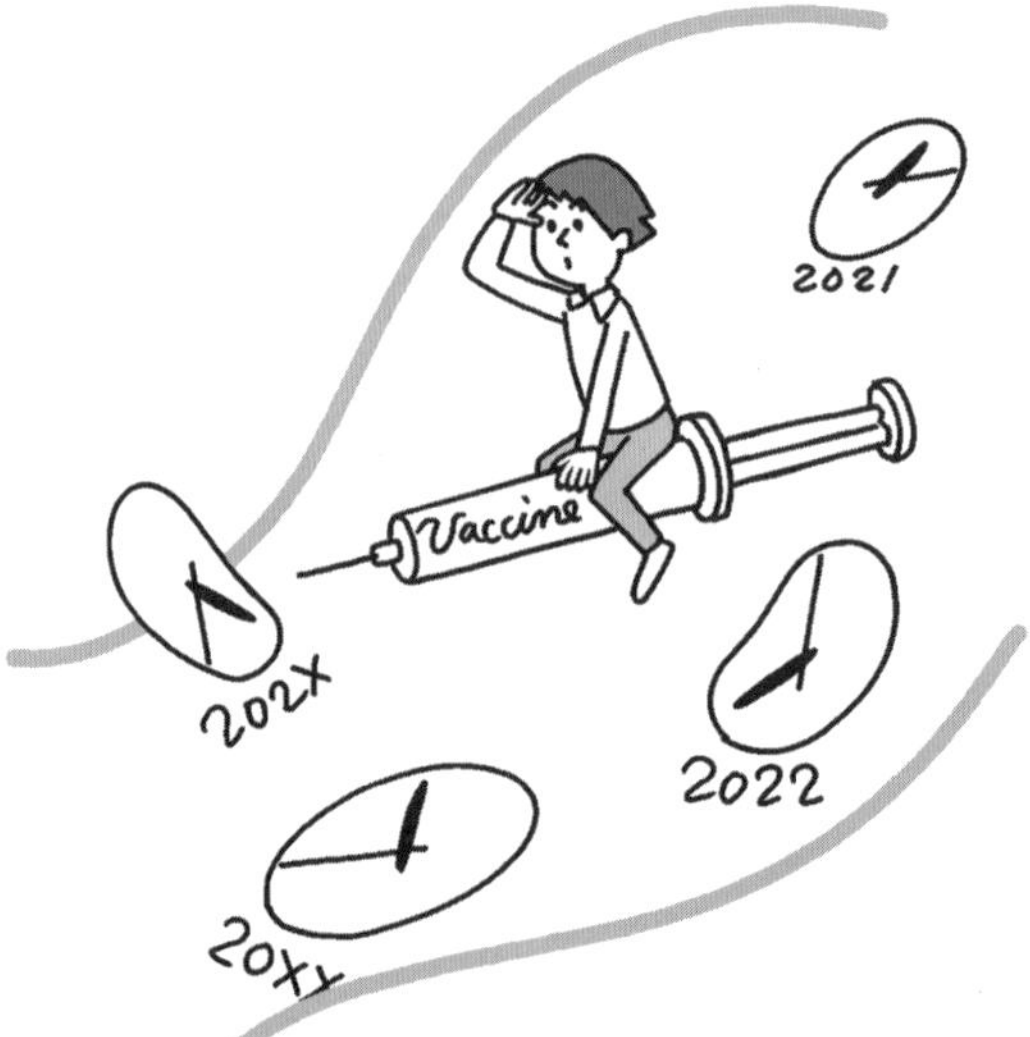

現在、ほとんどのワクチン接種希望者が二回目を接種して、二週間以上が経過しています。今後は、三回目のブースター接種が行われていくことでしょう。すると、次は「コロナワクチンはインフルエンザワクチンのように毎年の接種が必要なのか？」という疑問が出てきます。

三回目のブースター接種によって、免疫が引き上げられても、時間の経過とともに免疫は低下していきます。特に、高齢者や抵抗力の弱い人々（透析患者など）では免疫の低下は避けられないと思います。さらに、新規の変異株が発生し、ワクチンの効果を減弱させるかもしれません。そのようなことに対応するためには、毎年一回の追加接種が必要となるでしょう。ただし、今回のように二回接種するとか、三回接種するということは必要ないと思います。すでに、基礎的な免疫が獲得されているので、ある程度の免疫が低下したとしても、一回の接種で免疫は大きく増加するからです。

ここで「毎年の接種が必要であろう」と申し上げましたが、各年でもよいかもしれません。また、五年毎でもよいかもしれません。[13] 恐らく、年月の経過とともに、ブレイクスルー感染する人の割合がどの程度増加するかによって左右されることでしょう。このとき、気を付けなければならないことは、抗体価の低下があるから、接種が必要というのではなく、リアルワールド（現実社会）において、どの程度の時間での免疫低下がブレイクスルー感染を引き起こすのかを確認することが大切です。

それでは、メッセンジャーRNAワクチンやウイルスベクターワクチンを接種した人は毎年、同一種類のワクチンの接種が必要なのでしょうか？　別の種類のワクチンを接種してはいけないのでしょうか？　今後は不活化ワクチンや遺伝子組み換え蛋白ワクチンも開発されてくることでしょう。メッセンジャーRNAワクチンは保存条件が厳しく、副反応も強いことから、通常の冷蔵庫管理が可能で、副反応もインフルエンザワクチン並みのワクチンが好まれます。そのため、別の種類のワクチンによる継続的な接種が必須です。

毎年の接種はブースター効果を期待してのワクチンとなります。免疫系にスパイク蛋白質を提供すればよいことから、種類が異なっても何ら問題ないのではないかと考えます。スパイク蛋白質というのはコロナウイルスの表面にある突起物であり、これによって人間の細胞に結合します。このスパイク蛋白質に対する免疫を作り上げるのがワクチンです。

コロナの流行が始まってから、人類はものすごいスピードでワクチンを開発しました。そのスピードを実現可能としたのがメッセンジャーＲＮＡワクチンやウイルスベクターワクチンです。しかし、毎年の追加接種に使用するワクチンを「超特急で作り上げたワクチン」に限定する必要はないと思います。副反応が少なく、冷蔵庫管理ができる、安価なワクチンの継続的な接種が望ましいと思います。それが不活化ワクチンであり、遺伝子組み換え蛋白ワクチンなのです。

今後のモヤっと

# ⑳ マスクなし生活はやってくる？

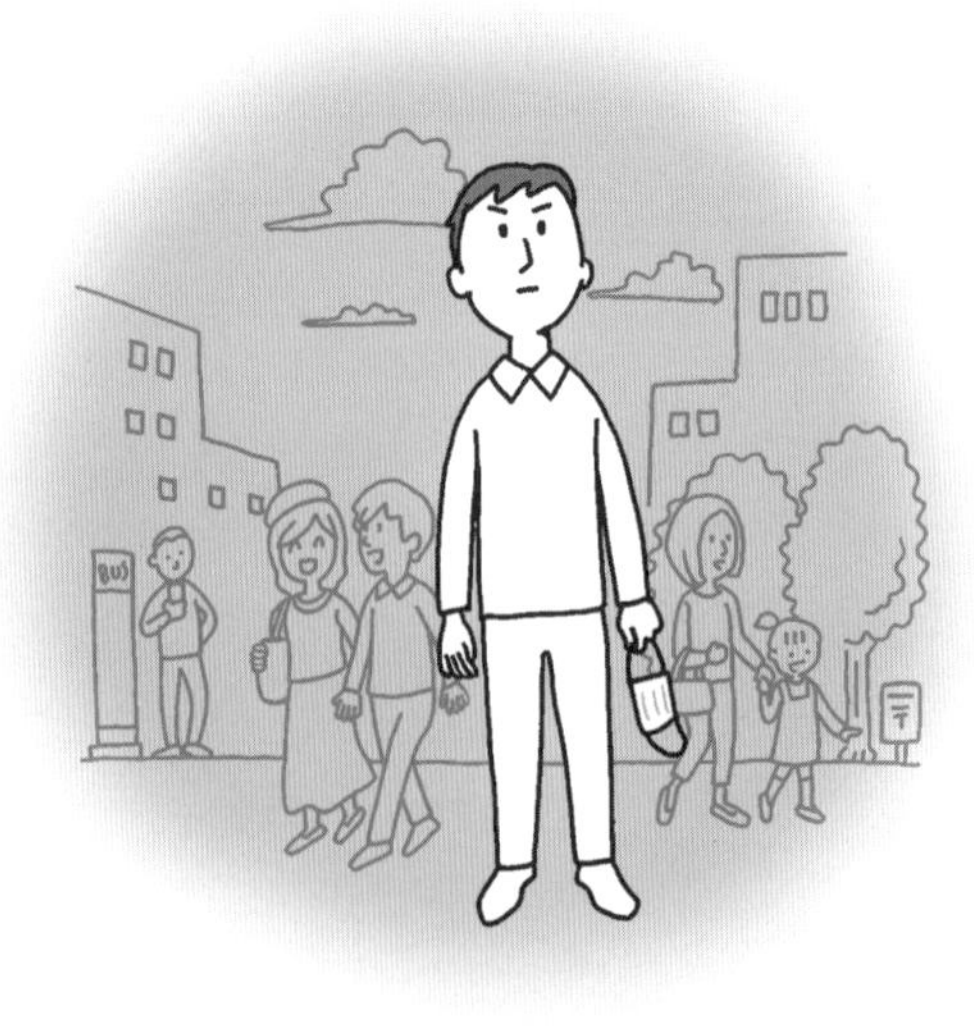

「マスクなし生活はやってくるのか？」という疑問については、「必ず、マスクなしの生活はやってくる」とお答えしたいと思います。ほとんどの人々が『マスクなし生活』＝『コロナの終息』といったイメージを持っていることから、とても大切な問題と思います。

海外ではマスクなしの日常生活が始まっており、国内でもワクチン後のマスクなし生活を期待している人は多いと思います。一方、ワクチン接種後でもマスクなし生活とはならないのではないかとの危惧もあります。

確かに、マスクは人類が発明した、飛沫感染する病原体に対する強力な武器です。これを着用することによって、感染者が飛沫を周囲に飛散させることを大きく減少させることができます。さらには、周囲の人々がマスクを着用することによって、飛沫の吸い込みを減らすこともできます[34]。

しかし、気温の高い環境でマスクを着用すれば熱中症となり、スポーツ中にマスクを着用すれば呼吸が苦しくなります。食事中もマスクを着用せよと言われても、とても食べにくいと思います。また、お洒落をする気にもならないのではないでしょうか？　マスクは感染対策では極めて有用なものであるといっても、それを常に着用せよというのは苦痛でしかありません。これを今後も継続し続けるというのはあり得ません。どこかで、マスクなしの生活に戻る必要があります。

それでは、その時期はいつなのでしょうか？　あまりにも早期にユニバーサル・マスキングを終了してしまえば、コロナが大流行し、重症化したり、死亡する人々も多発します。少なくとも、「ほとんどのワクチン接種希望者が二回目を接種して、二週間以上が経過した頃」にユニバーサル・マスキングを終了することは時期尚早と思います。マスクなしの生活に戻すタイミングは「ほとんどのワクチン接種希望者が三回目を接種して、二週間以上が経過した頃」というのがベストではないでしょうか。

誰もが、「ビフォーコロナ時代」の生活に戻りたいと思っています。現在実施されている様々な感染対策（ユニバーサル・マスキング、身体的距離、3密回避など）は終わりにしたいと切望しています。一方、そのような対策を緩和もしくは中止することによって、感染者が再び増加し、重症者や死亡者が激増するようなことになれば、再び「緊急事態宣言」などの対応が繰り返されるかもしれません。そのようなことは、私たちの生活を苦しめ、経済状況を悪化させます。とにかく、出口戦略はとても大切なのです。中途半端な状況で感染対策の緩和をするのではなく、用意周到な対策を実行してからの緩和が大切です。コロナ対策の決め手とも言えるユニバーサル・マスキングを終えるには相当の覚悟が必要と思います。

# おわりに

ほとんどの人々は、「ビフォーコロナ時代」の生活を取り戻したいと思っています。忘年会や新年会などで大勢の仲間と一緒に盛り上がって楽しみたいのです。国内旅行や海外旅行も行ってみたいのです。職場でも通勤中でもマスクを着用し続けることは苦痛です。スポーツをするときや夏の暑い日にマスクなど着用できません。このような不自由な日に決別し、閉塞感から解放されるのはいつになるのでしょうか？

本書では、それを「ほとんどのワクチン接種希望者が三回目を接種して、二週間以上が経過した時期」と設定しました。三回目の接種にブースター効果が期待できるからです。ブースター効果によって抗体価が大きく増加すれば、これから出現するかもしれない変異株についても対応できるかもしれません。少なくとも、「ほとんどのワクチン接種希望者が二回目を接種して、二週間以上が経過した時期」では時期尚早です。ブレイクスルー感染が頻発し、クラスターが発生しているからです。

しかし、本当に「コロナを制圧した」と感じるようになるのは、ワクチンの三回接種に加えて、コロナに極めて有効な経口の抗ウイルス薬（３ＣＬプロテアーゼ阻害薬など）が利用できるようになったときと思います。「発症直後に内服すれば症状が速やかに消失する」「感染者に濃厚接触したときに予防内服すれば発症しない」といった抗ウイルス薬が自由に入手できるようになれば、大きな安心感が得られると思います。

コロナは次々と変異株を作り出しており、予測不可能なウイルスであると言えます。抗ウイルス薬が開発されても、耐性ウイルスが出現する可能性もあります。少なくとも、はっきり言うことができることは、「人類に対するダメージがインフルエンザ程度にまで低下すればよい」ということです。ワクチンや抗ウイルス薬によって、致死率や入院率がインフルエンザのレベルになればよいのです。そうすれば、五番目の通常型ヒトコロナウイルス[*2]として受け入れることができるのではないでしょうか？　それがコロナと人類の戦いの「落としどころ」と思います。

＊2　通常型ヒトコロナウイルスは風邪ウイルスであり、四種類が流行しています。

# 文　献


(1) Thompson MG et al：Interim estimates of vaccine effectiveness of BNT162b2 and mRNA-1273 COVID-19 vaccines in preventing SARS-CoV-2 infection among health care personnel, first responders, and other essential and frontline workers — eight U.S. locations, December 2020–March 2021
https://www.cdc.gov/mmwr/volumes/70/wr/pdfs/mm7013e3-H.pdf

(2) Pilishvili T et al：Interim estimates of vaccine effectiveness of Pfizer-BioNTech and Moderna COVID-19 vaccines among health care personnel — 33 U.S. sites, January–March 2021
https://www.cdc.gov/mmwr/volumes/70/wr/pdfs/mm7020e2-H.pdf

(3) Tenforde MW et al：Effectiveness of Pfizer-BioNTech and Moderna vaccines against COVID-19 among hospitalized adults aged ≥65 Years — United States, January–March 2021
https://www.cdc.gov/mmwr/volumes/70/wr/pdfs/mm7018e1-H.pdf

(4) CDC：COVID-19：Science brief：COVID-19 vaccines and vaccination
https://www.cdc.gov/coronavirus/2019-ncov/science/science-briefs/fully-vaccinated-people.html

(5) Jones NK et al：Single-dose BNT162b2 vaccine protects against asymptomatic SARS-CoV-2 infection. eLife 10：e68808, 2021, doi: 10.7554/eLife.68808

(6) Levine-Tiefenbrun M et al：Initial report of decreased SARS-CoV-2 viral load after inoculation with the BNT162b2 vaccine. Nat Med 27(5)：790-792, 2021

(7) McEllistrem MC et al：Single dose of a mRNA SARS-CoV-2 vaccine is associated with lower nasopharyngeal viral load among nursing home residents with asymptomatic COVID-19. Clin Infect Dis, 2021, doi: 10.1093/cid/ciab263

(8) Petter E et al：Initial real world evidence for lower viral load of individuals who have been vaccinated by BNT162b2. medRxiv, 2021, doi: https://doi.org/10.1101/2021.02.08.21251329

(9) Musser JM et al：Delta variants of SARS-CoV-2 cause significantly increased vaccine breakthrough COVID-19 cases in Houston, Texas. medRxiv, 2021, doi: https://doi.org/10.1101/2021.07.19.21260808

(10) Brown CM et al：Outbreak of SARS-CoV-2 infections, including COVID-19 vaccine breakthrough infections, associated with large public gatherings — Barnstable County, Massachusetts, July 2021 https://www.cdc.gov/mmwr/volumes/70/wr/pdfs/mm7031e2-H.pdf

(11) CDC：COVID-19：Delta variant：What we know about the science

https://www.cdc.gov/coronavirus/2019-ncov/variants/delta-variant.html
(12) Chia PY et al：Virological and serological kinetics of SARS-CoV-2 Delta variant vaccine-breakthrough infections：a multi-center cohort study. medRxiv, 2021
https://doi.org/10.1101/2021.07.28.21261295
(13) CDC：Epidemiology and Prevention of Vaccine-Preventable Diseases
https://www.cdc.gov/vaccines/pubs/pinkbook/index.html
(14) Bar-On YM et al：Protection of BNT162b2 Vaccine Booster against Covid-19 in Israel. N Engl J Med, 2021, DOI：10.1056/NEJMoa2114255
(15) CDC：Guideline for hand hygiene in health-care settings, 2002
https://www.cdc.gov/mmwr/PDF/rr/rr5116.pdf
(16) WHO：Coronavirus disease（COVID-19）advice for the public：Myth busters
https://www.who.int/emergencies/diseases/novel-coronavirus-2019/advice-for-public/myth-busters
(17) CDC：Guideline for isolation precautions：Preventing transmission of infectious agents in healthcare settings, 2007
https://www.cdc.gov/infectioncontrol/pdf/guidelines/isolation-guidelines-H.pdf
(18) WHO：COVID-19：physical distancing
https://www.who.int/westernpacific/emergencies/covid-19/information/physical-distancing
(19) Unicef：Physical not social distancing
https://www.unicef.org/sudan/press-releases/physical-not-social-distancing
(20) CDC：COVID-19：How to protect yourself & others
https://www.cdc.gov/coronavirus/2019-ncov/prevent-getting-sick/prevention.html
(21) 厚生労働省：新型コロナウイルスを想定した「新しい生活様式」の実践例を公表しました
https://www.mhlw.go.jp/stf/seisakunitsuite/bunya/0000121431_newlifestyle.html
(22) Hendrix MJ et al：Absence of apparent transmission of SARS-CoV-2 from two stylists after exposure at a hair salon with a universal face covering policy — Springfield, Missouri, May 2020
https://www.cdc.gov/mmwr/volumes/69/wr/pdfs/mm6928e2-H.pdf
(23) Wang Y et al：Reduction of secondary transmission of SARS-CoV-2 in households by face mask use, disinfection and social distancing：a cohort study in Beijing, China. BMJ Glob Health 5(5)：e002794, 2020
(24) Stutt ROJH et al：A modelling framework to assess the likely effectiveness of

facemasks in combination with'lock-down'in managing the COVID-19 pandemic.
http://dx.doi.org/10.1098/rspa.2020.0376
(25) Sami S et al：Community transmission of SARS-CoV-2 associated with a local bar opening event — Illinois, February 2021
https://www.cdc.gov/mmwr/volumes/70/wr/pdfs/mm7014e3-H.pdf
(26) Hamner L et al：High SARS-CoV-2 attack rate following exposure at a choir practice — Skagit County, Washington, March 2020
https://www.cdc.gov/mmwr/volumes/69/wr/pdfs/mm6919e6-H.pdf
(27) Christine M et al：SARS-CoV-2 Transmission and infection among attendees of an overnight camp — Georgia, June 2020
https://www.cdc.gov/mmwr/volumes/69/wr/pdfs/mm6931e1-H.pdf
(28) Grijalva CG et al：Transmission of SARS-COV-2 infections in households — Tennessee and Wisconsin, April–September 2020
https://www.cdc.gov/mmwr/volumes/69/wr/pdfs/mm6944e1-H.pdf
(29) Schwartz NG et al：Adolescent with COVID-19 as the source of an outbreak at a 3-week family gathering — Four states, June–July 2020
https://www.cdc.gov/mmwr/volumes/69/wr/pdfs/mm6940e2-H.pdf
(30) Doremalen NW et al：Aerosol and surface stability of SARS-CoV-2 as compared with SARS-CoV-1. N Engl J Med 382(16)：1564-1567, 2020
(31) CDC：COVID-19：Science Brief：SARS-CoV-2 and surface (fomite) transmission for indoor community environments
https://www.cdc.gov/coronavirus/2019-ncov/more/science-and-research/surface-transmission.html
(32) EPA：Is there anything I can do to make surfaces resistant to SARS-CoV-2 (COVID-19)?
https://www.epa.gov/coronavirus/there-anything-i-can-do-make-surfaces-resistant-sars-cov-2-covid-19
(33) CDC：COVID-19：Considerations for restaurant and bar operators
https://www.cdc.gov/coronavirus/2019-ncov/community/organizations/business-employers/bars-restaurants.html
(34) CDC：COVID-19：Science Brief：Community use of cloth masks to control the spread of SARS-CoV-2
https://www.cdc.gov/coronavirus/2019-ncov/science/science-briefs/masking-science-sars-cov2.html

## 著者略歴


矢野 邦夫

浜松市感染症対策調整監／浜松医療センター感染症管理特別顧問


### ■ 略歴

1981年3月　名古屋大学医学部卒業
1981年4月　名古屋掖済会病院
1987年7月　名古屋第二赤十字病院
1988年7月　名古屋大学第一内科
1989年12月　米国フレッドハッチンソン癌研究所
1993年4月　浜松医療センター
1996年7月　米国ワシントン州立大学感染症科　エイズ臨床短期留学
　　　　　　米国エイズトレーニングセンター臨床研修終了
1997年4月　浜松医療センター　感染症内科部長
1997年7月　同上　衛生管理室長
2008年7月　同上　副院長
2020年4月　同上　院長補佐
2021年4月　浜松市感染症対策調整監（現職）
　　　　　　浜松医療センター感染症管理特別顧問（現職）

＊医学博士　＊三重県立看護大学　客員教授　＊ICD　＊感染症専門医
＊抗菌化学療法指導医　＊血液専門医　＊日本輸血学会認定医
＊日本内科学会認定医　＊日本エイズ学会認定医・指導医
＊日本感染症学会・日本環境感染学会　評議員　＊産業医

### ■ 著書

感染対策超入門―成功の秘訣、がっちり万全な 新型コロナ感染対策 受験編20、ばっちり安心な 新型コロナ感染対策 旅行編20、うっかりやりがちな 新型コロナ感染対策の間違い15、7日間できらりマスター 標準予防策・経路別予防策と耐性菌対策、救急医療の感染対策がわかる本、手術医療の感染対策がわかる本（以上、ヴァン メディカル刊）など多数本書の一部は感染対策のポータルサイト「感染対策 Online　Van Medical」で2021年10月に掲載したものです。

**アフターワクチンの**
**新型コロナ感染対策**
**ワクチン接種後のモヤっとを解決！**　　定価990円（本体900円＋税10%）

2021年11月15日　初版発行

著　者　矢野邦夫
発行者　伊藤一樹

発行所　株式会社　*ヴァンメディカル*
〒101-0051　東京都千代田区神田神保町2-40-7　友輪ビル
TEL 03-5276-6521　FAX 03-5276-6525
振替　00190-2-170643


印刷・製本　広研印刷株式会社
ISBN978-4-86092-144-6　C0047
乱丁・落丁の場合はおとりかえします。